うまい眼底画像を撮るためのテクニック

■編集
飯田知弘 東京女子医科大学眼科学教授
石龍鉄樹 福島県立医科大学眼科学教授
後藤禎久 大塚眼科医院 視能訓練士

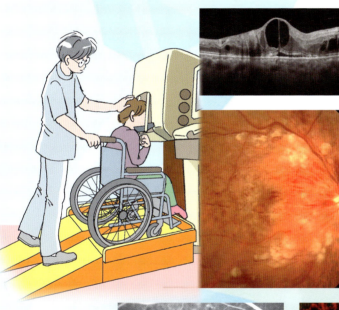
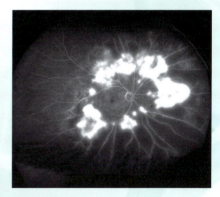
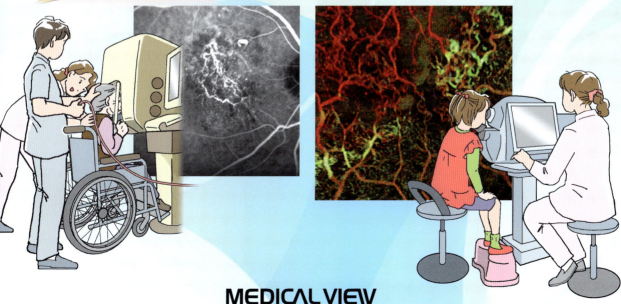

MEDICAL VIEW

本書では，厳密な指示・副作用・投薬スケジュール等について記載されていますが，これらは変更される可能性があります。本書で言及されている薬品については，製品に添付されている製造者による情報を十分にご参照ください。

Essential Techniques for Retinal Imaging
(ISBN 978-4-7583-1629-3 C3047)

Editors : Tomohiro Iida
　　　　　Tetsuju Sekiryu
　　　　　Yoshihisa Goto

2017. 4. 1　1st ed

ⓒMEDICAL VIEW, 2017
Printed and Bound in Japan

Medical View Co., Ltd.
2-30 Ichigayahonmuracho, Shinjyukuku, Tokyo, 162-0845, Japan
E-mail　ed @ medicalview.co.jp

序　文

　眼底画像診断はOCTをはじめとした多彩な検査機器の登場により，「マルチモーダルイメージング」時代に突入し，複数の検査画像から診断，評価することがあたりまえになりました。今後は医療現場で実際に撮影するメディカルスタッフが，検査機器の機能を十分に理解し，正確で鮮明な「うまい」眼底画像を撮影できているかどうかが鍵となり，患者さんの診断と治療に直接結びついていきます。

　最近，メディカルスタッフのスキルアップをめざした眼底画像診断に必要な基礎知識や撮影のポイント・コツについてのセミナーや講演が増えています。参加者も非常に多く「眼底画像をうまく撮りたい！」と願っている方が多いことを痛感しています。また同様の声は診療技術を習得中の若手眼科医からもよく聞きます。

　そこでこのたび，病変部を逃さず正確に捉えた「うまい」眼底画像を撮影するための大切なポイントを，わかりやすくイラストや写真を用いて詳細に表し，何時でも，どこでも，役立つよう編集した本書を上梓しました。

　本書では，臨床現場での撮影手順に沿って，まず撮影に臨む前に準備しておいて欲しいことを，患者さんに伝える事柄と検者が心得るべき事柄に分けて，場面ごとに細かに解説しました。次に，画像検査ごとに機器の準備，撮影の基本的手順，機種ごとの撮影ポイント・コツをイラストや実際の撮影画像を用いてわかりやすく紹介しています。さらに具体的なトラブルシューティング，眼科医の立場で解説する代表的眼底疾患での撮影ポイントも載せています。さまざまな工夫をこらし日々患者さんに向き合っている視能訓練士，眼科の先生にご執筆いただきましたので，撮影のノウハウがふんだんに盛り込まれており，困ったときや不安なときにお読みいただけばマンツーマンで指導を受けているように感じられると思います。

　本書がこれからの眼科医療を支える若手眼科医とメディカルスタッフの皆様の助けになることを心より願っております。そして最後に，今回執筆をいただきました視能訓練士と先生の皆様に深謝申し上げます。

2017年2月

飯田　知弘
石龍　鉄樹
後藤　禎久

目次

眼底画像撮影関連の用語・略語一覧 …………………………………………………… viii

APPENDIX

　　眼底画像の概要を理解しよう！ ……………………………… 石龍鉄樹　2
　　最先端の診断機器を知ろう！ ………………………………… 石龍鉄樹　4

1 良い画像を得るための準備

　　患者情報の収集 ………………………………………………… 藤原篤之　10
　　患者の姿勢 ……………………………………………………… 後藤禎久　16
　　撮影者の心得 …………………………………………………… 関向秀樹　20

2 撮影の実際

眼底写真
　　眼底カメラ ……………………………………………………… 関向秀樹　24
　　広角眼底撮影装置（Optos）…………………………………… 後藤禎久　38

眼底自発蛍光（FAF）
　　眼底カメラ，走査レーザー検眼鏡（HRA2）………………… 関向秀樹　48
　　広角眼底撮影装置（Optos）…………………………………… 後藤禎久　56

蛍光眼底造影
　　眼底カメラ（FA）……………………………………………… 水澤　剛　60
　　眼底カメラ（IA）……………………………………………… 後藤禎久　78
　　走査レーザー検眼鏡（HRA2：FA, IA）……………………… 藤原篤之　86
　　広角眼底撮影装置（Optos：FA, IA）………………………… 水澤　剛　92

光干渉断層計（OCT）
　　黄斑部 …………………………………………………………… 後藤禎久　112
　　緑内障 …………………………………………………………… 藤原篤之　130

3 こんな時どうする？

一般外来で
眼瞼下垂，瞼裂狭小 …………………………………… 後藤禎久，赤峰由香 140
光路の障害／小瞳孔（眼底カメラの場合）………………… 水澤　剛 148
光路の障害／角膜混濁，水晶体混濁（白内障），硝子体混濁 … 水澤　剛 150
強度近視 …………………………………………………… 水澤　剛 152
小児と全身のマネージメント ………………………… 後藤禎久，赤峰由香 156

眼底写真の際に
白点と黒点 ………………………………………………… 関向秀樹 160
ボケ対策 …………………………………………………… 関向秀樹 164

OCT施行の際に
固視不良，画像が切れる ………………………………… 後藤禎久 168
アーチファクト ……………………………………… 後藤禎久，横峯弘隆 172

4 代表的眼底疾患撮影時のポイント

網膜静脈閉塞症，網膜動脈閉塞症 ……………………… 長谷川泰司 176
糖尿病網膜症 ……………………………………………… 石龍鉄樹 184
網膜硝子体界面疾患（黄斑円孔，黄斑上膜）………… 齋藤昌晃 190
中心性漿液性脈絡網膜症 ………………………………… 丸子一朗 194
滲出型加齢黄斑変性 ……………………………………… 齋藤昌晃 200
網膜剥離 ………………………………………… 笠井暁仁，石龍鉄樹 208
緑内障 ……………………………………………………… 佐柄英人 212

索引 …………………………………………………………………… 218

執筆者一覧

● 編集

飯田　知弘	東京女子医科大学眼科学教授
石龍　鉄樹	福島県立医科大学眼科学教授
後藤　禎久	大塚眼科医院 視能訓練士

● 執筆者（掲載順）

石龍　鉄樹	福島県立医科大学眼科学教授
藤原　篤之	岡山大学病院 視能訓練士
後藤　禎久	大塚眼科医院 視能訓練士
関向　秀樹	福島県立医科大学 視能訓練士
水澤　剛	東京医科大学病院 視能訓練士
赤峰　由香	大塚眼科医院 視能訓練士
横峯　弘隆	小郡第一総合病院 視能訓練士
長谷川泰司	東京女子医科大学眼科学
齋藤　昌晃	秋田大学大学院医学系研究科医学専攻病態制御医学系眼科学講師
丸子　一朗	東京女子医科大学視覚病態学寄附研究部門特任講師
笠井　暁仁	福島県立医科大学眼科学
佐柄　英人	マルイ眼科院長

眼底画像撮影関連の用語・略語一覧

・本書では医療機器, 薬品等の商標記号である®, TM を略し表記している。

略語	フルスペル	日本語
AF	autofluorescence	自発蛍光
AMD	age-related macular degeneration	加齢黄斑変性
BAF	blue autofluorescence	青色自発蛍光
BRAO	branch retinal artery occlusion	網膜動脈分枝閉塞症
BRVO	branch retinal vein occlusion	網膜静脈分枝閉塞症
BVN	branching vascular network	異常血管網
CME	cystoid macular edema	囊胞様黄斑浮腫
CNV	choroidal neovasularization	脈絡膜新生血管
cpRNFL	circumpapillary retinal nerve fiber layer	乳頭周囲網膜神経線維層
CRAO	central retinal artery occlusion	網膜中心動脈閉塞症
CRVO	central retinal vein occlusion	網膜中心静脈閉塞症
CSC	central serous retinopathy	中心性漿液性脈絡網膜症
DME	diabetic macular edema	糖尿病黄斑浮腫
DR	diabetic retinopathy	糖尿病網膜症
ERG	electroretinogram	網膜電図
ERM	epiretinal membrane	黄斑上膜
FA	fluorescein angiography	フルオレセイン蛍光眼底造影（検査）
FAF	fundus autofluorescence	眼底自発蛍光
FVM	fibrovascular proliferative membrane	線維血管増殖膜
GCL	ganglion cell layer	神経節細胞層
HRA	Heidelberg retina angiography	Heidelberg 網膜血管造影（検査）
IA	indocyanine green angiography	インドシアニングリーン蛍光眼底造影（検査）
ICG	indocyanine green	インドシアニングリーン
ILM	internal limiting membrane	内境界膜
IPL	inner plexiform layer	内網状層
IR	infrared	赤外画像
IRAF	infrared autofluorescence	赤外自発蛍光
MA/ma	macroaneurysm／microaneurysm	網膜細動脈瘤／毛細血管瘤
MEWDS	multiple evanescent white dot syndrome	多発消失性白点症候群
MH	macular hole	黄斑円孔
NFL	nerve fiber layer	神経線維層
NFLD	nerve fiber layer defect	神経線維層欠損
NV	neovascularization	新生血管
NVD	disc neovascularization	乳頭新生血管

略語	フルスペル	日本語
NVE	neovascularization elsewhere	網膜新生血管
OCT	optical coherence tomography	光干渉断層計（法）
OCTA	optical coherence tomography angiography	OCTアンジオグラフィー／光干渉断層血管撮影
PCV	polypoidal choroidal vasculopathy	ポリープ状脈絡膜血管症
PDR	proliferative diabetic retinopathy	増殖糖尿病網膜症
PED	pigment epithelial detachment	網膜色素上皮剥離
PPA	peripapillary atrophy area	傍乳頭脈絡網膜萎縮
prePDR	preproliferative diabetic retinopathy	前増殖糖尿病網膜症
PSC	posterior subcapsular cataract	後嚢下白内障
PVD	posterior vitreous detachment	後部硝子体剥離
RAO	retinal artery occlusion	網膜動脈閉塞症
RAP	retinal angiomatous proliferation	網膜血管腫状増殖
RCA	retinal-choroidal anastomosis	網膜-脈絡膜血管吻合
RGC	retinal ganglion cell	網膜神経節細胞
RNFL	retinal nerve fiber layer	網膜神経線維層
RPE	retinal pigment epithelium	網膜色素上皮
RRA	retinal-retinal anastomosis	網膜-網膜血管吻合
RRD	rhegmatogenous retinal detachment	裂孔原性網膜剥離
RVO	retinal vein occlusion	網膜静脈閉塞症
SD-OCT	spectral-domain OCT	スペクトラルドメインOCT
SDR	simple diabetic retinopathy	単純糖尿病網膜症
SLO	scanning laser ophthalmoscope	走査レーザー検眼鏡
SRD	serous retinal detachment	漿液性網膜剥離
SS	signal strength	信号強度
SS-OCT	swept source OCT	スウェプトソースOCT
UWSLO	ultra-widefield scanning laser ophthalmoscope	超広角走査レーザー検眼鏡
VEGF	vascular endothelial grouth factor	血管内皮増殖因子

APPENDIX
眼底画像の概要を理解しよう！

うまい眼底画像を撮るためには，撮影者である視能訓練士やフォトグラファーと眼科医とのコミュニケーションが大切。「フォベアの耳側に……」という眼科医の言葉にすぐ反応できるように，眼底の位置を指し示す言葉を理解することが第一歩。最初に，眼底の解剖と一般に使われている眼底画像撮影機器について解説する。大きく分けて眼底は，黄斑部，後極部，視神経乳頭，周辺部眼底の4つに分けられる。

黄斑部（図1, 2）

- 黄斑部はおよそ以下の4つに分けられている。
- 中心小窩はほとんど錐体細胞で構成されており，神経節細胞神経線維層がみられない（図1-①）。
- 中心小窩より外側ではヘンレ（Henle）層がみられる（図1-②）。
- 傍中心窩は神経節細胞を最も多く含んでおり，網膜は厚みを増している（図1-③）。
- 周中心窩では神経節細胞は減少し，この領域より周辺では神経節細胞は1層になる（図1-④）。
- 屈折度数で眼底構造のサイズは変化する。視神経乳頭は約1.5mmなので，中心窩が占める範囲とほぼ同じサイズである。

図1 黄斑部

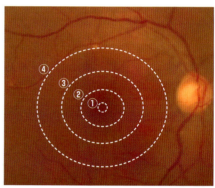

	直径
①中心小窩（フォベオラ）	500 μm
②中心窩（フォベア）	15,000 μm
③傍中心窩（ペリフォベア）	35,000 μm
④周中心窩（パラフォベア）	75,000 μm

図2 黄斑部OCT所見

網膜は組織学的には10層の構造からなっている。OCTでは網膜のほか，硝子体，脈絡膜構造も観察可能である。

①有形硝子体　⑤神経線維層　⑨外網状層　⑬ミオイド帯　⑯インタージギテーション帯（接合帯）　⑱脈絡（膜）毛細血管
②後部硝子体　⑥神経節細胞層　⑩Henle線維層　⑭エリプソイド帯　⑲ザトラー層
③網膜前スペース　⑦内網状層　⑪外顆粒層　⑮視細胞外節　⑰網膜色素上皮／Bruch膜複合体　⑳ハーラー層
④内境界膜　⑧内顆粒層　⑫外境界膜　㉑脈絡膜強膜接合

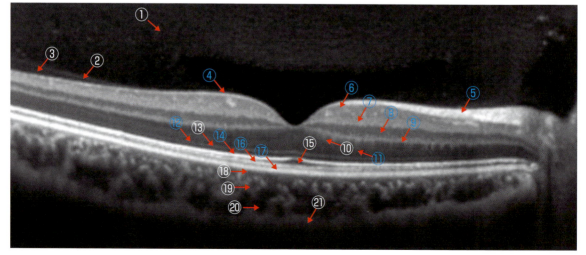

視神経乳頭 (図3)

図3 視神経乳頭

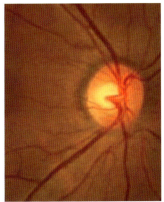
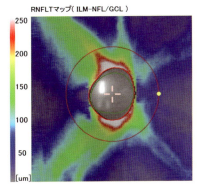
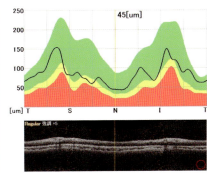

- 視神経乳頭は，中心窩より約15°鼻側で約5°上方にある。
- すべての神経線維が視神経乳頭を通過し，中枢と連絡している。
- 視神経乳頭の色調，陥凹の程度，乳頭周囲脈絡膜萎縮などの所見を評価する。
- OCTでは視神経乳頭周囲の網膜，視神経繊維の厚みを定量的に計測することができる。

周辺部眼底 (図4)

- 黄斑が中心で，鋸状縁が最周辺である。
- 渦静脈膨大部はほぼ赤道部にある。
- 水平位置には長後毛様神経，長後毛様動脈がある。

図4 周辺部眼底

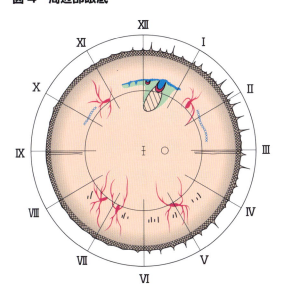

撮影機器とその特徴

眼底カメラ
- 自然光による眼底像撮影が目的。
- 最も普及している眼底撮影機器。
- 蛍光眼底造影，自発蛍光撮影はオプションで追加できる機器がほとんど。

SLO (HRA2，Optos，F-10 など)
- 単色光，疑似カラーでコントラストの高い眼底像を捉えることができる。
- 蛍光眼底造影，自発蛍光撮影が可能。
- Optos では200°に及ぶ広角撮影が可能。
- 他の機種でもオプションで広角撮影機能あり。
- Spectralis など蛍光造影と断層撮影が同時にできる機種もある。

OCT
- 眼底の断層像の観察が可能。
- 最近ではほとんどの機種に網膜を層別に観察する機能，マップ表示する機能がついている。

OCTアンギオグラフィー (OCTA)
- 断層像を高速で撮影することで網膜血流の信号を検出し，網膜血管の血流を表示できる。
- 最近，高速化，広角化が進んでいる。
- 今後，臨床への応用が広がると考えられる。

APPENDIX
最先端の診断機器を知ろう！

- HAR2とOptosは，いずれも走査レーザー検眼鏡で，従来の眼底カメラに比べ，コントラストが高く明瞭な眼底画像を捉えることができる。
- 両機器とも複数の波長の走査光を装備しており，眼底単色光撮影，フルオレセイン（FA），インドシアニングリーン（IA）蛍光眼底造影，眼底自発蛍光撮影ができる。
- Optosではこれまでの眼底撮影機器ではできなかった200°におよぶ広角眼底撮影が可能である（図1）。
- HRA2では，さまざまなオプションの選択が可能であり，OCTと眼底撮影の併用，広角眼底撮影を行う機能も装備されている（図2〜4）。

図1 Optos

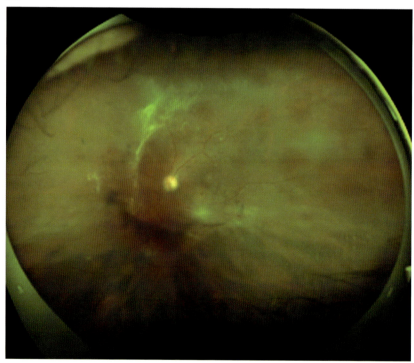

① 200°に及ぶ広汎な眼底像を無散瞳でも，一度に撮影することができる。裂孔原性網膜剝離や糖尿病網膜症など周辺部病変の撮影に役立つ。1枚の画像の上に後極から周辺までの病変が表示されるので，位置関係の把握が容易になる。

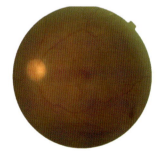

② 35°眼底カメラ画像

図2 蛍光眼底造影

FA，IA いずれの蛍光眼底造影も可能である。糖尿病網膜症では無灌流領域の範囲，光凝固の範囲が容易に把握できるので，治療計画の立案が容易である。

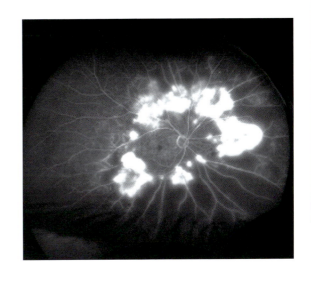

図3 色は疑似カラー

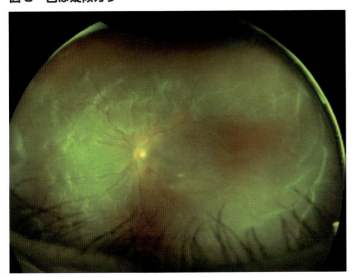

①アングル，病変の隆起の程度で色が変わる。Optos では 2 つの波長で撮影した眼底像を元に，内部で色づけがされている。

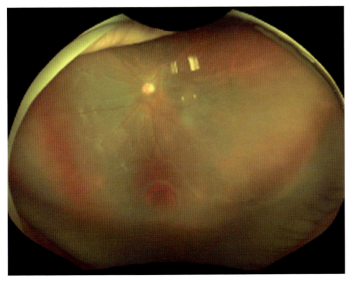

②この例では，後極を中心としたアングルでも下方の周辺部裂孔が見える。疑似カラーであるため，眼底の色調は異なっている。手前にある睫毛や瞼の映り込みも多く，工夫が必要。

図4　FAFも広角

この例では，視神経乳頭と黄斑部を中心に過蛍光領域が広がっていることがわかる。

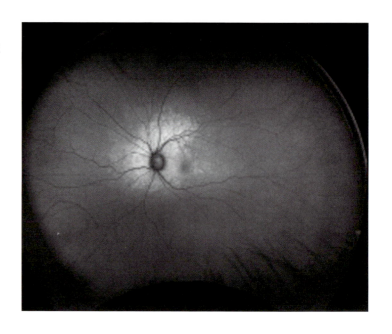

HRA2

- 画角は30°とやや狭いが高解像度，高コントラストの造影所見を連続で撮影することができる。
- 加齢黄斑変性の脈絡膜新生血管のIAでは高解像度であるため，脈絡膜新生血管の検出に有利である（図5，6）。
- OCTと一体型になった機種もあり，血管造影とOCTによる形態観察ができる点もメリットである。
- HRA2の画角は30°であるが，オプションレンズを装着することにより，103°までの広角蛍光眼底造影を行うことができる（図7）。
- 高コントラスト，高解像度であるため青色光励起と赤外光励起による眼底自発蛍光撮影が可能である（図8）。

図5　脈絡膜新生血管IA像

① 眼底カメラ

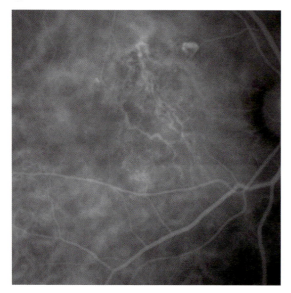

② HRA2

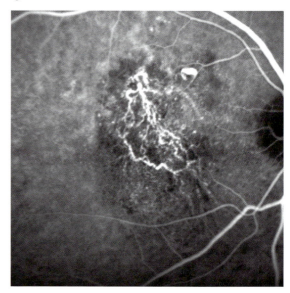

図6　ポリープ状脈絡膜血管症（PCV）のIA画像

加齢黄斑変性のなかでも日本人に多いPCVでは，異常血管網とポリープ状病変の検出が容易である。

① 病巣周囲のIA流入がやや遅延している。

② 異常血管網（BVN）の造影が始まっている。

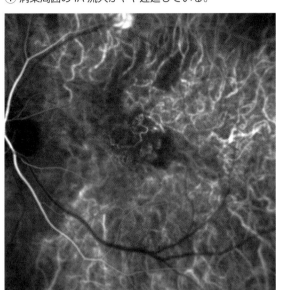
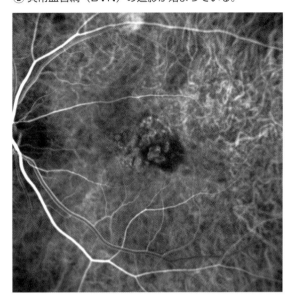

③ BVNとポリープ状病巣。

④ 後期像。病巣全体が観察できる。

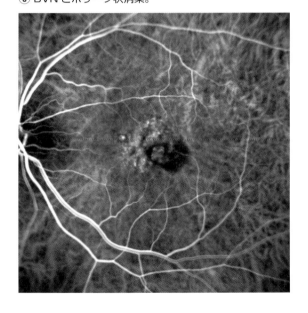
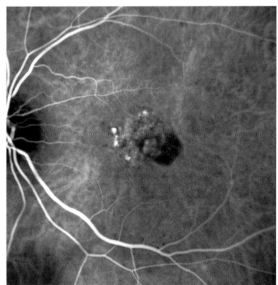

図7 HRA2による103°広角撮影

① 後極部

② 耳側にわずかにあおるだけで,鋸状縁までの撮影ができる。

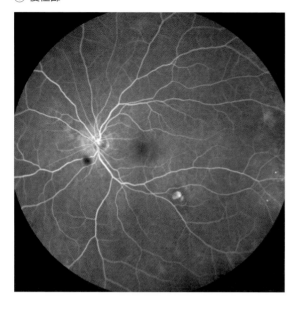
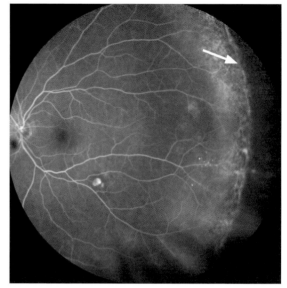

図8 FAF

① 青色光励起

② 赤外光励起

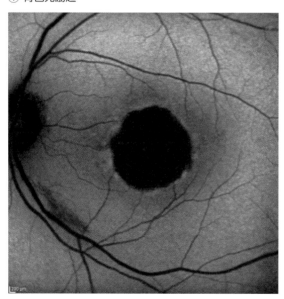
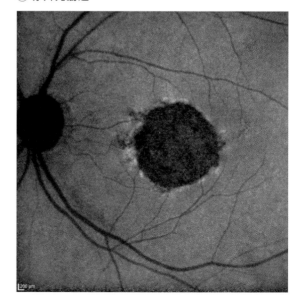

OCTA（図9〜12）

- OCTAは，短時間のOCT信号の変化を高速で捉え血管の血流を描出する検査機器である。
- 造影剤を用いた血管造影のように，血管からの色素漏出など障害の性状をみることはできないが，反面，血管構造のみの変化を捉えることで，血管造影とは異なり，浮腫による組織染色の影響を受けない血流の描出が可能である。

図9 網膜内血管走行異常のOCTA

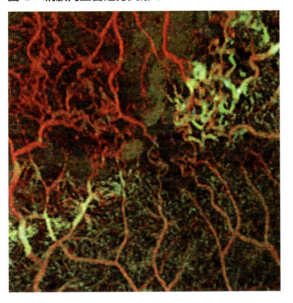

図10 OCTAで脈絡膜新生血管が疑われる例

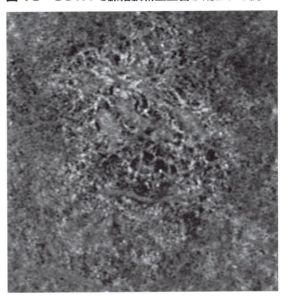

図11 FA

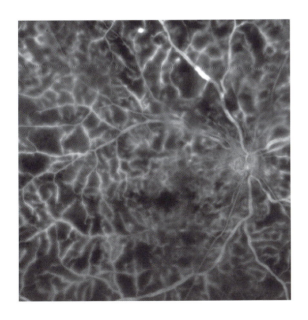

図12 図11と同一症例のOCTA像

組織染色に影響されないので血管が明瞭である。

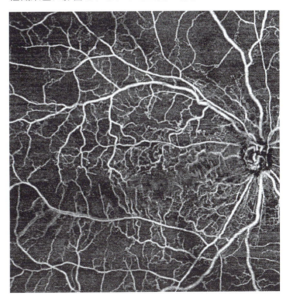

1 良い画像を得るための準備

患者情報の収集

　正確かつ的確な画像撮影は，撮影前の情報収集の量や質に左右をされるといっても過言ではない。本項では，撮影前におさえておくべき情報の種類や，患者の取り違えを防ぐための対策について述べる。

過去に撮影をした画像の確認

- 撮影者（検者）は，来院既往のある患者で過去の画像が保存されている場合，あらかじめ画像の確認を行うようにする（図1）。
- 定期的な観察の場合は，前回と同じ部位，もしくは同じ測定プロトコルでの撮影を行う（図2）。ただし眼底に変化がある場合は，必要に応じて新たな撮影プロトコルを追加する。

図1　過去の画像を確認する

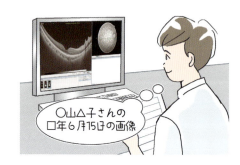

図2　定期的な観察が大切

① 初診時に撮影をした基準画像

初診来院時に中心窩付近の網膜断層を DRI OCT-1 Atlantis（TOPCON 社）の水平ラインスキャン（スキャン幅：12mm）にて撮影を行った。その結果，中心窩付近に網膜上膜（ERM）（白矢印）と嚢胞様黄斑浮腫（CME）（＊）を認めた。

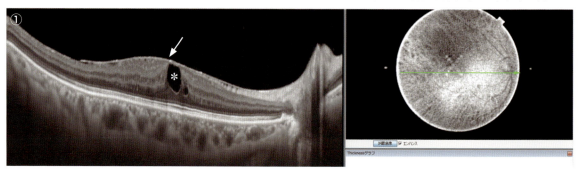

② 再来時の撮影画像（基準画像と異なる部位を撮影）

ERM と CME の経過を観察するため，同一の OCT 機種，同一のプロトコルにて測定を行った。その結果，初診時画像（①）で観察された CME が消失しているように測定された。しかし，撮影の後に右横のスキャン位置を重ね合わせた眼底像の確認を行うと，①で測定した網膜部位よりも下方（白破線矢印）を測定しており，中心窩付近を走査していない可能性があることがわかった

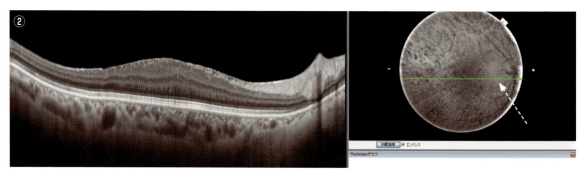

- OCT機種のなかには前回と同じ部位を撮影するフォローアップ（経過観察）モード（図3）を備えた機器があり，必要に応じて使用する。

③ 再来時の撮影画像（基準画像と同じ部位を撮影）

初診時画像（①）を確認し，初診時と同一部位を計測することを意識して再撮影した（②と同日に撮影）結果，初診時の所見と比較をして明らかな眼底変化はなかった。

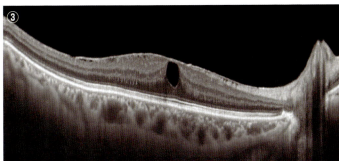
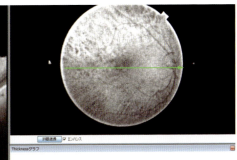

図3　フォローアップが大切

①フォローアップモードを有効にして乳頭を追尾している場面。白色矢印が示すサークルに乳頭が位置するよう自動的に追尾をされる。

②固視が悪く，多少眼球運動を生じた場合であっても，サークル中心に乳頭を維持するよう自動的に追尾される。

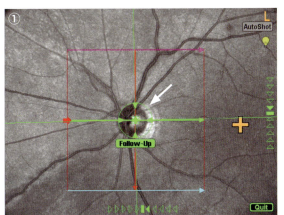
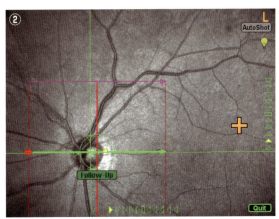

③画面内から乳頭が大きくそれてしまうと，サークル中心に乳頭を維持することができずフォローアップモードは無効となる。

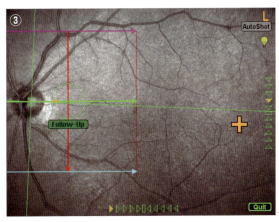

主たる眼（疾患眼）の確認

- 撮影者はカルテを参照し，どちらの眼が疾患眼であるのかをあらかじめ情報収集しておく。
- 無散瞳状態で強いフラッシュ光を要する機器にて検査を施行する場合は，縮瞳による画像の質の低下を考慮し，重要となる眼を先に撮影を行う（図4）。
- 眼底造影検査を施行する場合は，造影剤が注入後に眼内流入する初期の画像や動画が特に重要視されるため，どちらの眼に重きを置いて撮影を行うかあらかじめ決めておく。

図4　無散瞳眼底カメラで連続撮影を行った際の眼底写真

① 1枚目に撮影された眼底写真

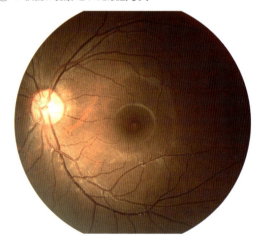

② 2枚目に撮影された眼底写真
（1枚目の撮影を終えて10秒後に撮影）

1枚目の撮影の際に生じた強いフラッシュ光に伴う縮瞳の影響により，画像全体が暗い状態となっている。そのため眼底所見の観察は困難な画像となっている。

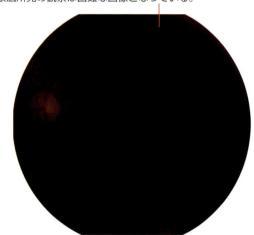

全身状態の確認

- 多くの画像検査では検査用椅子への坐位保持が必要となる。
- 的確な検査態勢を保持するためには，検査用椅子での坐位保持が推奨される。しかし，車椅子移動のため検査用椅子への移動が困難な場合は，あらかじめ車椅子とともに搬入できるスペースを確保しておく（図5）。
- 介助を行うことで検査用椅子への移動が可能な患者は，周囲のスタッフへ移動の介助を依頼し，安全に十分配慮し移動動作を促す。その際，患者が不安定な機器を手で持たないように注意をする（図6）。
- 検査台に接近しても車椅子のアームが接触をしない眼科検査用車椅子も販売されている（図7）。

図5　撮影前の準備（検査用椅子の移動）

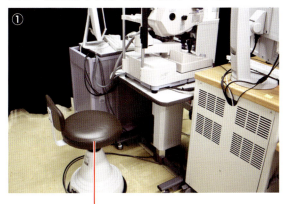
①

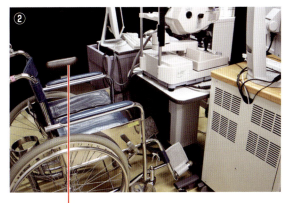
②

検査用椅子で細かい高さ調整ができるため，患者，撮影者ともに適切な態勢を保持することができる。

車椅子のため検査用椅子への移動が困難な場合は，あらかじめ検査機器の前から椅子を移動させて，車椅子が入るスペースを確保しておくとよい。

図6　車椅子から検査用椅子への悪い移動例

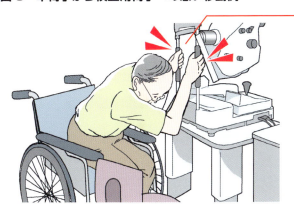

不安定な機器へ過度の力をかけると患者側へ倒れてくる可能性があり，大変危険である。

図7　眼科検査用に作られた車椅子と電動光学台

① 眼科検査用車椅子（はんだや）

アームの部分がはねあげ式になっており，検査台へ侵入する際の妨げにならないように工夫されている。

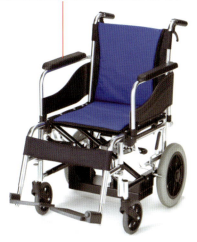

② 車椅子対応電動光学台

車椅子が侵入しやすい形状にデザインされている。

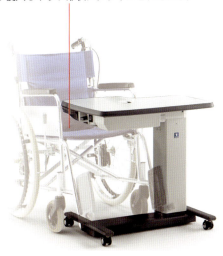

眼球屈折データ情報の確認および収集

- 画像検査のなかには，定量的解析の際に眼球屈折データの補正が必要となる機器がある。
- 撮影者は撮影を行う患者の眼軸長や，屈折度数，角膜屈折力など，施設の撮影機器で求められる眼球屈折データの情報をあらかじめ確認，入力作業をしておく。データ情報の記録がない場合は，必要に応じて撮影前に検査を施行する。

患者の本人確認

- 撮影者は，事前の患者情報収集を終えた後に検査室への患者の呼び込みを行う。
- 撮影者は，患者を検査室に呼び込んだ後に，目の前の患者がこれから検査を行うべき対象で相違がないか，カルテの名前や年齢，性別などの個人情報を確認する（図8）。
- 正確な本人確認のためには，カルテとは別に患者自身に本人カード（患者確認カード）を持って移動をしてもらうのがよい（図9）。
- 間違った患者情報を基に画像検査が行われ，その誤りに気づかぬまま検査を完了してしまった場合，医師が診察する際に大きな混乱を招く。さらに，その誤って撮影を施行した画像が，正確にはどの患者の検査結果であるのかを紐付けすることは大変労力を必要とする作業となる（図10）。

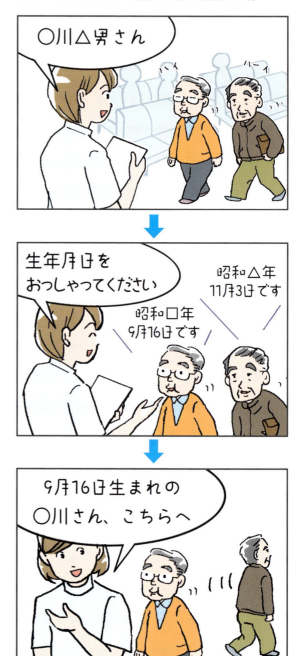

図8　患者を検査する前には本人確認が大切

図 9　患者確認カードの一例

岡山大学病院

本日のご案内

ガンカガイライカンジャ１
眼科　外来患者１　様 31歳 昭和60年(1985年)01月01日生

ID:

・予約時間は目安です。状況により異なる場合がありますので
ご了承ください。
・ご不明な点がございましたら、お近くの窓口にてご確認ください。
・患者様の漢字氏名が異なる場合がございますが、ご了承願います。

医科紹介状　有・無
歯科紹介状　有・無
明細書発行　必要

紹介状等をお持ちの場合は、必ず診療科窓口にお立ち寄りください。

本日の予定

時間	行先	診療内容	コメント	実施 明細書	関連病 診療科
11:00	眼　科	ハンフリー視野		必要・不要	有・無

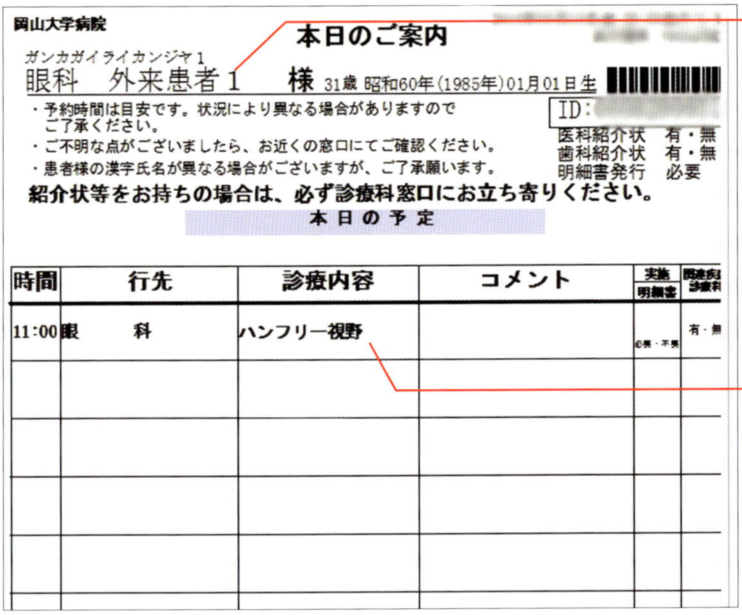

撮影者は撮影しようとする患者で間違いがないかどうか，撮影前に氏名や生年月日，患者 ID などの個人情報を確認する。

予約時間，検査内容などが記載できるようになっている。

図 10　誤った画像保存は混乱を招く

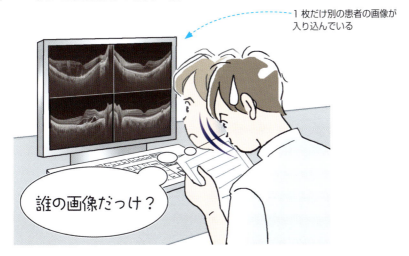

1 枚だけ別の患者の画像が
入り込んでいる
誰の画像だっけ？

1 良い画像を得るための準備
患者の姿勢

姿勢

- 未散瞳かつ数秒で撮影できる Optos や眼底カメラや OCT であるが，患者の姿勢が適切でなでければ，上半身の動きに伴い頭の位置がわずかに動き，眼底画像は大きくずれることになる。
- やや前傾姿勢にすることで，額が額当てに押し当てられ，顔の前後ブレを最小限にできる。
- 図 1-①の Optos 撮影時では，足は床にきちんと接地して下半身を安定させ，両腕で上半身を支えるように前傾姿勢を保つと頭位が安定する。
- 図 1-②のように踵が浮いていると上半身が不安定な状態になっていることがわかる。これでは頭位が不安定となり，ピント調整に時間を要し，最終的には患者の負担が増えることになる。

図 1　撮影時の適切な姿勢（Optos 撮影時）

①
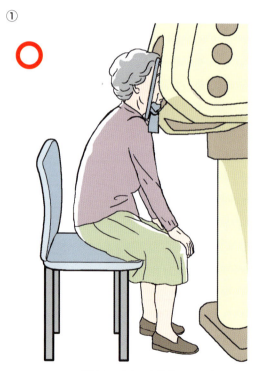

足は床にきちんと接地して下半身を安定させ，両腕で上半身を支えるように前傾姿勢を保つと頭位が安定する

②
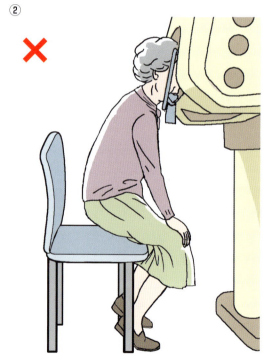

踵が浮いていると上半身が不安定な状態になっていることがわかる。これでは頭位が不安定となり，ピント調整に時間を要し，最終的には患者の負担が増えることになる

姿勢を保つ理由

- OCTや眼底カメラは，眼底にピントが合った状態で綺麗な画像が撮影できる。

患者の顔がわずかに前後するだけで眼底画像は大きく変化するため姿勢は大切

- 撮影者（検者）はピント調整に集中していると，患者の顔が額当てから離れていることに気づきにくい。
- 患者の安定した姿勢を維持するためには，足が床にきちんと接地するような椅子の高さ調整が必要である。
- 身長の高い方から小柄な高齢者まで，椅子の高さが同じでは必ず無理が生じる。患者に合わせて椅子の高さ調整を毎回行い，やや前傾姿勢にすることで顔が額当てから離れることが減り，ピント調整が容易に行える。
- 図2のように，小柄な方や高齢者で，椅子や器械を最下点にしても適切な姿勢にならない場合は，踏み台に足を乗せてもらうことで姿勢が安定する。

図2 小柄な患者，高齢の患者で適切な姿勢にならない場合の対応

① 踏み台の準備前

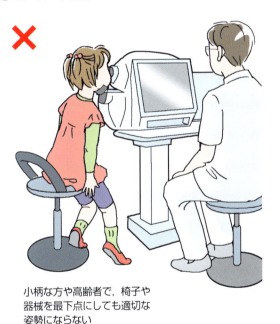

小柄な方や高齢者で，椅子や器械を最下点にしても適切な姿勢にならない

② 踏み台の準備後

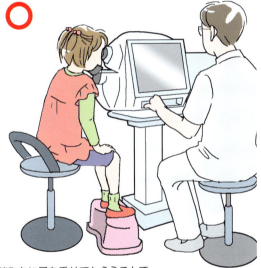

踏み台に足を乗せてもらうことで，両手で上半身を支えることができ姿勢が安定する

頭の傾き（head tilt）による眼球回旋で，検査結果が変化するため注意が必要

- 図3-①右のように，回旋のない正常な水平OCT断層画像では耳側（赤矢印）に網膜神経線維層は写らない。
- 図3-②左のように，患者の姿勢が不適切で頭が左へ傾いた場合，眼球の回旋（右眼の内方回旋）で，水平OCT断層画像が正常にもかかわらず耳側（黄矢印）に本来見えない網膜神経線維層が写る。
- OCTの緑内障プログラムではさらに大きな問題となる。
- 図4-②左のように頭が右へ傾いた場合，眼球の回旋（右眼の外方回旋）により，図4-①右で正常範囲（黒矢印）であった網膜神経線維層の厚みが，青矢印のように正常範囲から外れ判定は異常（緑矢印）となってしまうため，注意が必要である。
- 眼底写真では，図5のように，頭位は水平でも眼球の回旋（右眼の外方回旋）が起こっているような場合は，眼筋麻痺（この場合は右眼の上斜筋麻痺）が考えられるので，姿勢と頭位を適切に調整して行う眼底写真撮影は大切である。

Point！

- 不適切な姿勢（無理な姿勢）のまま検査を続けると，上半身や頭位が不安定になり，ピント調整などに余分な時間がかかる。
- 患者の負担を軽減するためにも，適切な姿勢で検査を行うことは非常に重要である。

図3　患者の姿勢が不適切で頭が左に傾いた場合

①右のように，回旋のない正常な水平OCT断層画像では耳側（赤矢印）に網膜神経線維層は写らない。

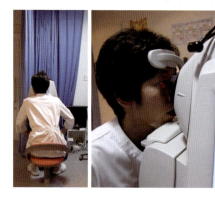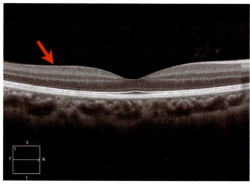

②左のように，患者の姿勢が不適切で頭が左へ傾いた場合，眼球の回旋（右眼の内方回旋）で，水平OCT断層画像が正常にもかかわらず耳側（黄矢印）に本来見えない網膜神経線維層が写る。

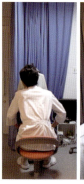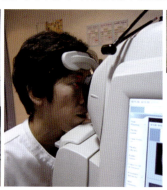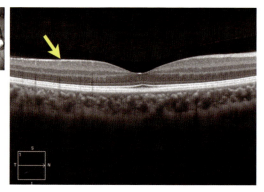

図4　患者の姿勢が不適切で頭が右に傾いた場合

②左のように，頭が右へ傾いた場合，眼球の回旋（右眼の外方回旋）により，①右で正常範囲（黒矢印）であった網膜神経線維層の厚みが，青矢印のように正常範囲から外れ，判定は異常（緑矢印）となってしまう。

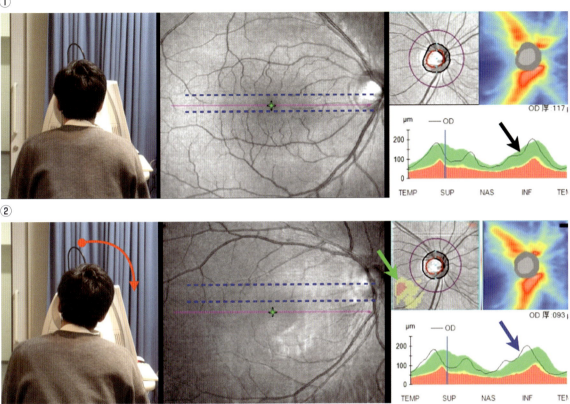

図5　頭位は水平だが眼球回旋を起こしている場合

頭位は水平でも眼球の回旋（右眼の外方回旋）が起こっているような場合は，眼筋麻痺（この場合は右眼の上斜筋麻痺）が考えられる。

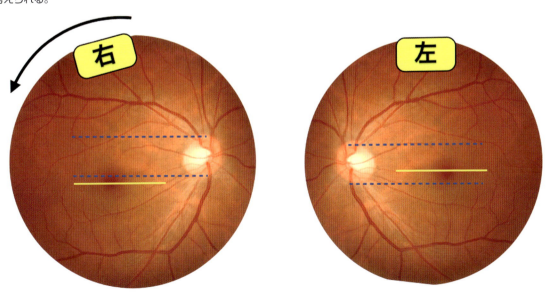

1 良い画像を得るための準備
撮影者の心得

- 撮影者（検者）としての準備や心構えについて述べる。
- 使用する機器の操作方法は事前に熟知しておく
- 簡易説明書を見ながらの検査では操作に集中できず，所見を取り逃してしまうおそれがある。第一，そのような撮影者は患者から信頼されないだろう。同じ意味で不慣れな撮影者に機器の操作方法等を教える場合も，実際の撮影前にすませておくべきである（図1）。

患者への説明
主な検査所見
- 患者はこれからどのような検査を受けるのか不安である。患者の信頼と協力を得るために，検査の説明はわかりやすく行うことが必要である。
- また複数の撮影者がいる場合は，患者が混乱しないように説明の文言を統一しておくべきである（図2）。

病状
- 検査後，患者に結果を聞かれることがよくある。眼圧や視力の値などは答えて問題はない。しかし病状の説明は医師が総合的に判断して行うべきで，個々の検査結果から病状を説明してはいけない（図3）。

撮影者自身の屈折矯正について
- 撮影者自身が屈折矯正を必要とする場合，通常は眼鏡かコンタクトレンズによる矯正が一般的である。撮影者の屈折矯正として，そのどちらが眼底画像検査に適しているか一概に言えない。
- しかし，著者自身の経験から眼鏡での矯正を勧める。理由は簡単で，眼底写真が撮影しやすかったからである。
- 半暗室で片眼を閉瞼しファインダーと近距離のモニタを交互に凝視するということは，決して恵まれた視環境とは言えない。もしコンタクトレンズ装用者（特にハードコンタクトレンズ）で，眼精疲労や写真のピントが合わないなどで難渋している場合は，一度眼鏡での眼底画像検査を試みてほしい。
- もちろん，コンタクトレンズでしか矯正できない場合はこの限りではない（図4, 5）。

図1 説明書を見ながら検査

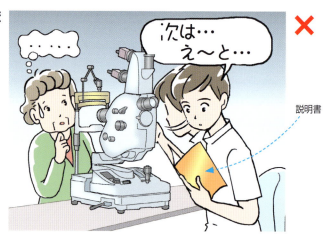

図2　患者への検査の説明

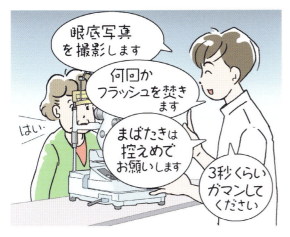

図3　患者への病状の説明

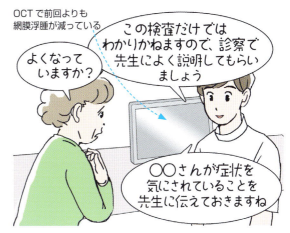

図4　コンタクトレンズ装用の撮影者に眼鏡を試みてほしいとき

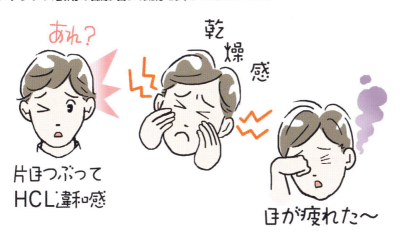

図5　眼鏡装用時のアイピースの調整

眼鏡使用時はアイピースを折り返すことで，ファインダー内の視野がケラれることなく観察できる。

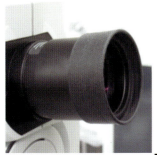

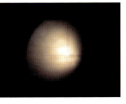

① 視野が狭い

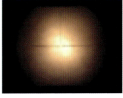

② 視野が広い

撮影画像の確認とカンファレンスへの参加

- 撮影した画像は必ず観察をする。
- 排除可能なアーチファクトが写っていないか，事前に確認した所見などが記録できているかを確認する。さらに可能であれば症例検討会などに参加することが望ましい。
- 診断に必要な所見を記録するには病態の理解や基本的な解剖（図6）の知識が必要である。
- 最新の検査機器は初心者が使用しても，ある程度の画像が得られるほどに進歩している。しかし知識を持たない者が有意な所見を記録することは難しい。

病変部を検査，記録する

- 基本の撮影は眼底写真では後極，OCTでは中心窩の断層像である。しかし疾患によっては後極や中心窩だけに所見があるとは限らない。
- 後極の1枚しか撮影せず，周辺部へと広がる病変部が切れてしまっている眼底写真をしばしば見る（図7）。
- OCTも同様で，周辺部に所見がある場合は，その所見を通る断層像を撮影しておくことが大切である。

図6　網膜の層構造と血管

網膜疾患では近い将来に普及が予想されるOCTA（p.124〜129参照）。どの層の血管に注目し，セグメンテーションするかによって，アーチファクトが有意な所見のように見えたり，その逆もありうる。網膜の層構造も理解しておきたい。

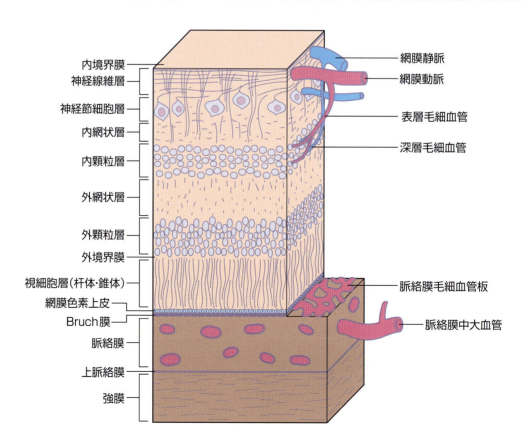

医師との信頼関係が大切

- 当たり前であるが，スタッフ間の信頼関係は重要である。
- 医師は撮影者が出した検査結果に問題があったときは，再検査の指示をすべきである。撮影者は追加の検査が必要と思われたときは医師に相談し，指示をもらって追加の検査をするべきである。
- 必要な意見が忌憚なく言える関係を築くことが，最終的には患者の幸福となる（図8）。

伝えたい一言！

- 機器を使用する検査全般に言えることであるが，可能な限り取扱説明書（ユーザーマニュアル）に目を通してほしい（図9）。
- 基本的な操作は簡易説明書を見ればできるが，そこには最低限の操作方法しか示されていない。実際には便利な機能や，難症例のための撮影モードがあるかもしれない。
- 特に撮影後の画像編集や調整などはマニュアルなしでは困難である。明日の朝いつも使用している機器をよく見てほしい。知らないスイッチやボタンがきっと見つかるはずである。

図7　下方に広がる網膜下出血　　　　　後極＋下方の1枚で出血の範囲が記録できた。

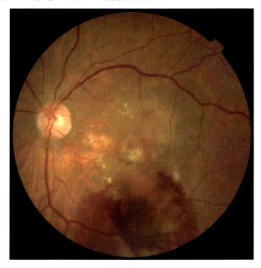
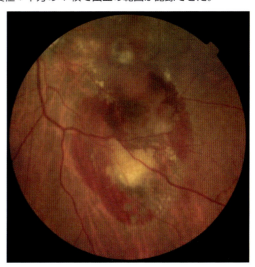

図8　意見を言える関係に！

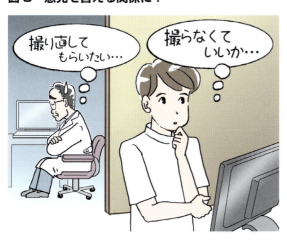

図9　取扱説明書

もし説明書が見当たらない場合は，メーカーにPDF版の説明書を貰うといい。画像の左の説明書はPDFを印刷したものである。

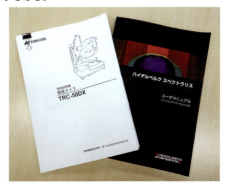

2 撮影の実際／眼底写真

眼底カメラ

目的

- 眼底疾患を記録する。
- 病態を客観的に把握する。
- 解析・研究に用いる。
- いずれの目的においても，眼底所見が明瞭に捉えることが要求される。疾患の撮影にあたっては疾患の特徴を的確に捉えることが大切であり，疾患を十分に理解していることが必要である。
- 後者の2つは撮影後，時間が経過してから画像を用いることになる。そのため画像は正確で綺麗に記録する必要がある。
- 特に研究，治験などに使用される際には，画角，撮影位置，照明など同一の規格に基づいて撮影する必要がある。

正常所見，後極撮影の正しい構図

- 図1に示す。

撮影の準備

撮影者（検者）の準備

- 視度調整（図2）をする。
- カルテの確認（図3）をする。
- 強度の屈折異常眼や隆起性病変などでピントが合った写真を撮影するためには，必ず視度調整をしておく必要がある。
- 事前に疾患名や視力，所見の位置等を確認し，実際の撮影に備える。同一眼に複数の所見が存在することもあり，撮影前にそれらを把握していることで撮りこぼしが少なくなる。

患者（被検者）の準備

- 十分に散瞳する。
- 顎を引かないで乗せる。
- 隙間なく額を当てる。
- 必ず両眼とも開瞼する。
- 瞬目過多には点眼麻酔をする。
- 散瞳が良くても，小児や老人では検査に対する理解不足や恐怖感から十分に開瞼できないことが多い。同時に，片目つぶりや顎引きをすることも多い。これらの動作により上眼瞼の挙上が難しくなるので，これらの動作をしないように指示する。
- また額をしっかり当てないと安定した撮影はできないので，額が離れてしまうような場合は，頭をベルトで固定する（図4）。

図1　正常所見，後極撮影の正しい構図

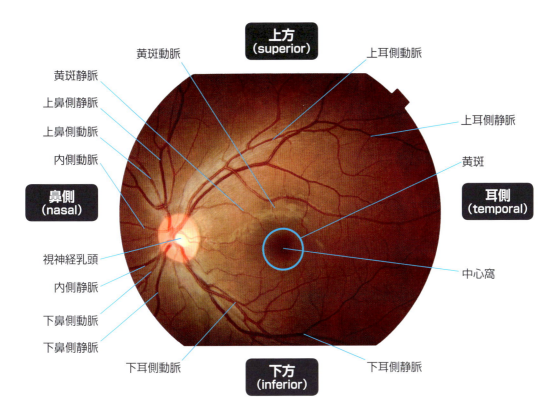

図2　視度調整

①最も手前，＋方向に引き出す。②レチクル（照準線）がはっきりするまで－方向に調整する。可能な限り調節の介入を防ぐため，必ず最初にレチクルがはっきりしたところで調整を終了すること。

① 光学ファインダー

② ファインダー内のレチクル

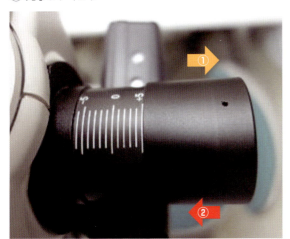
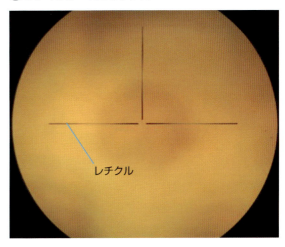

図3　カルテの確認

画像は2枚とも右眼のVogt-小柳-原田病の夕焼け状眼底である。後極のみの撮影では視神経乳頭の下鼻側にある脈絡膜悪性黒色腫と，その周辺部の脈絡膜母斑までは記録できない。所見の位置を事前にカルテで確認したからこそ撮影できた1枚である。

① 後極撮影

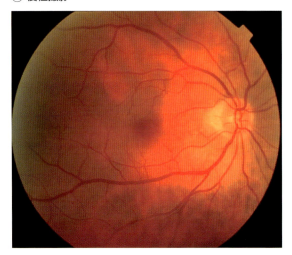

② 同症例の下鼻側

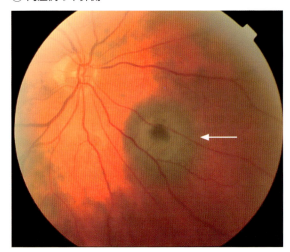

図4　患者の姿勢

特に小児は顎台，または光学台を掴むことにより身体が安定する。重度の振戦がある方の撮影は，顎をわざと浮かせて撮影するとよいことがある。

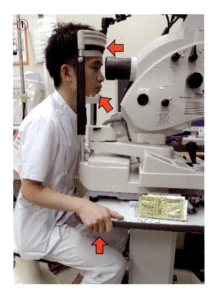
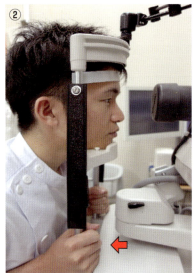

カメラの準備

対物レンズの清掃

- カメラのレンズは患者に近いため，涙の飛沫等で汚れやすい。気づかずに撮影していると画像の同じ位置に白点として現れる。軟性白斑等の所見と誤解されやすいため注意が必要である（図5）。毎日の撮影の前に対物レンズを掃除する習慣をつけることも大切である。
- 眼底観察用の照明光をつけ，斜めから対物レンズを確認する（図6）。
- 無散瞳眼底カメラは近赤外光で眼底を観察するため，レンズクリーニング用に可視光線が出るようになっているものもある（図7）。

図5　レンズの汚れ

レンズの汚れは白く，画像上の同じ場所に写る。撮影した数枚の画像を比較し確認すること。

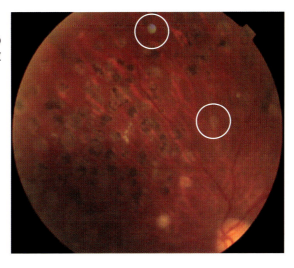

図6　観察光点灯

①対物レンズを確認。観察光が消灯している時は一見きれいに見えるレンズだが……。

②観察光を点灯させることによりレンズの汚れが確認できた。小児はレンズをよく触る。撮影後は必ず確認すること。

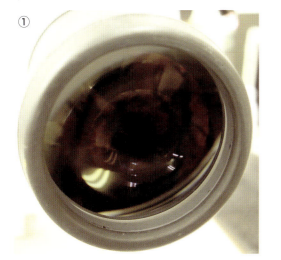
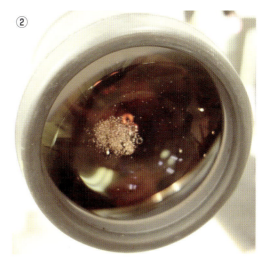

図7　無散瞳眼底カメラ

① 撮影時は赤外光で照明

② クリーニング時は可視光で照明

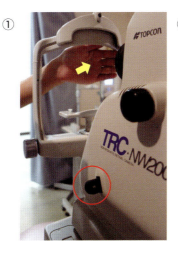
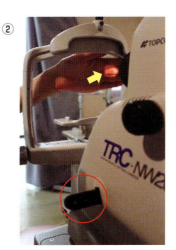

眼底カメラについて

- 画像はトプコン社の TRC 50DX であるが，他社のカメラも基本は同じである（図8，9）。
- 白色光撮影（カラー眼底写真）のみではなく，数枚のフィルターを組み合わせることにより蛍光造影，単色光撮影が可能である。
- カメラには多くの操作スイッチ等があるが，そのすべてを理解することが望ましい（図10）。なぜなら撮影困難と思われた症例がカメラを調整することにより，記録可能となることがあるからである。

図8　眼底カメラ各部の名称

① 左側面　　　　　　　　　　　　　② 右側面

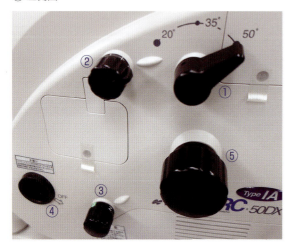 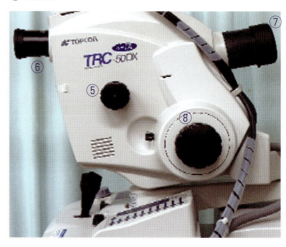

①**画角切替レバー**：通常は50°等の広い画角を使用する。35°は拡大されるのでピントの合い具合がわかりやすい。正確にピントを合わせたい場合は，まず35°でフォーカスし，その後50°より広範囲を撮影とするとよい。
②**補正レンズ切替ノブ**：患者が強度の屈折異常の場合に使用する。また前眼部や硝子体の所見を撮影する場合も使用することがある。50DXの場合，補正レンズを使用するとピント合わせ用の基線は使用できなくなるため，撮影者自らが眼底を観察してピントを合わせる必要がある（視度調整が必須）。
③**フィルター切替ノブ**：白色光，単色光，蛍光造影，自発蛍光等撮影の種類によって切替える。
④**内部固視点装置**：つまみを動かし，内部視標（ターゲット軸）を移動させ，固視を誘導する。そのまま撮影するとターゲット軸も一緒に記録される。
⑤**合焦ハンドル**：フォーカスを調整する。カメラの両脇に付いていることが多いので，左右どちらの手で調整してもよい。
⑥**光学ファインダー**：視度合わせは必須である。対物レンズの鏡筒に白紙を密着させる。接眼レンズをプラス方向いっぱい引っ張り出す。十字線を見ながら接眼レンズをマイナス方向に徐々に回す。最初に十字線がはっきり見えたところで操作を止める。
⑦**対物レンズ**
⑧**俯仰ハンドル**：カメラ本体を俯仰させる。パノラマ画像をきれいに撮影したいならば患者の眼球運動を最小限にし，足りない分はカメラをチルト，スウィングさせ補完するのがコツある（図9）。

図9　眼底カメラの可動範囲

① 可動範囲は大きく自由度が高い

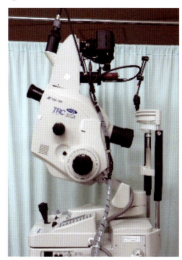
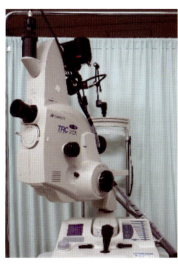

② カメラを動かして撮影

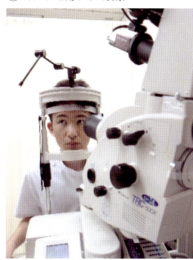

図10　コントロールパネル

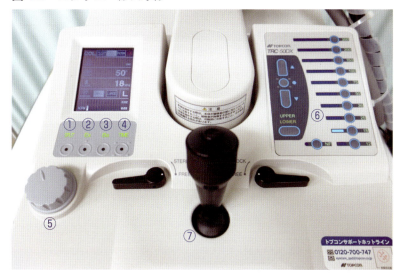

①**スプリットスイッチ**：ピント合わせに使う基線を表示させる。患者からも見えるため，通常は固視目標として使う。患者から見てやや上方に位置する（画像中心に黄斑を映してはいけない）。
②**エキサイタースイッチ**：エキサイターフィルターをセットする。蛍光造影はもちろん，青色光でのレッドフリー撮影にも使用する。
③**バリアースイッチ**：バリアーフィルターをセットする。エキサイターフィルターとバリアーフィルターをセットすることにより蛍光造影撮影が可能となる。その際バリアーフィルターをセットしなければ，青色光でのレッドフリー撮影が可能である。
④**タイマースイッチ**：蛍光造影撮影に使用する。
⑤**観察光量ノブ**：被検眼の状態に合わせ調整する。通常の後極撮影の場合，固視がよければ眼底を照明せずに撮影することも可能である。観察光量を最小限にすることによって患者の協力が得やすい。
⑥**フラッシュ切替パネル**：撮影光量を切り替える。画像の白飛びに注意すること。適正な露出が求められるが，暗めの画像はある程度補正することが可能である。しかし白飛びした場所は補正しても情報はゼロである。
⑦**コントロールレバー**：カメラを前後左右へ微動させる。

カメラの基本操作

- 眼底写真撮影の技術は，その他の光学的眼底画像検査に応用できるものが多い。ぜひこの技術を習得し，OCT等の撮影時にコツやテクニックを生かしてほしいと思う。

コントロールレバーの握り方（図11-①）

- レバー上端を握るのではなく，レバー全体を手のひらで握り肘が下になるようにするとよい。その際，小指球が架台カバーに接するとすべての操作が安定する。

水平移動（撮影眼の変更）（図11-②）

- コントロールレバーはカメラを前後左右に微動させるための物である。コントロールレバーを利き手で操作し，反対の手でカメラの架台カバーを押さえながら移動方向に押すようにするとよい。

撮影時の姿勢（図12）

- 撮影時の基本的な姿勢を示す（右利きの場合）。
- 右手でコントロールレバーを操作する。微調整が必要なため利き手での操作が望ましい。
- 左手で上眼瞼を挙上する。その際は親指以外で，額あての上部の部材を掴むことで左手が固定され，安定した上眼瞼の挙上と解放の繰り返しができる。
- 左上腕をカメラに付ける。左手が安定するだけではなく，カメラを素早く右にスウィングさせることができる。
- 半身になる。撮影中の左手は額あての上部の部材を掴んでいることが多い。そのため小柄な撮影者は少々つらい姿勢になる場合がある。そのような時はカメラの正面に座らず斜め左側に座り，さらに半身になると撮影しやすくなる。

ファインダー内の情報

- 光学ファインダーからアライメントとピントの状態がわかる（図13）。

図11　カメラの操作

① コントロールレバーの握り方　　　　② 架台カバーを押さえる

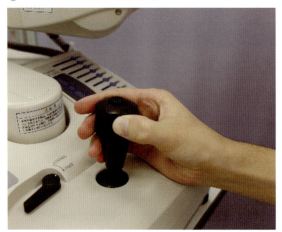 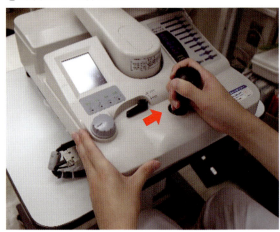

図12 撮影時の姿勢

① 基本姿勢

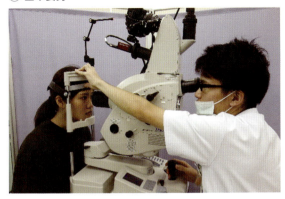

② 顎台に手を添えて安定させ上眼瞼の挙上を行う

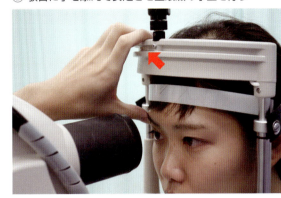

③ 上腕をカメラに接触させる

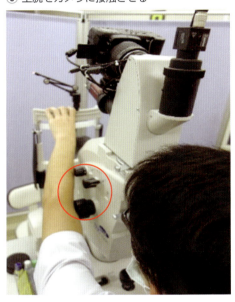

図13 ファインダー内の情報

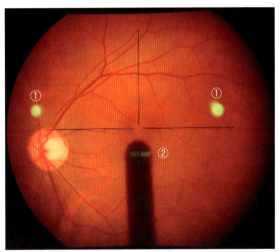

①アライメント輝点が小さく収束し，両脇に位置するようコントロールレバーを微動させる。図の場合カメラをやや左上に微動させるとよい。
②合掌ハンドルをまわしスプリット輝線を一直線にする。患者にスプリット輝線を固視させる。黄斑が画像中心にならないように，輝線は患者から見てやや上方に位置している。画像の中心は質が劣っているためである。

実際の撮影

- 最近はデジタルカメラ型が主流となっており，露出，シャッタースピードは自動調整されるので，初心者でも容易に眼底を写すことができる。
- しかし，その眼底写真が必要な情報を，十分に捉えることはできない。何を，どのように写すか目的をしっかりもって撮影することが大切である。
- デジタルカメラ型で撮影者が主に調整できるのは，撮影位置，画角，光量である。所見を取りこぼさないように，所見のある位置，サイズを把握する。
- 主たる所見のほかに周囲の所見が大切なこともあるので，小さな所見の場合は，高倍と低倍の2つの画角で撮影しておいたほうがよい。
- 通常は自動露光の設定になっているので，白斑や視神経萎縮などコントラストが違う対象を撮影する場合には，広い画角で撮影したり，対象を周辺に置くと，そちらに露出が合ってしまうため，所見が白飛びしたり不自然な色調になってしまう。このような場合，輝度，色調を忠実に記録するために，画角やフラッシュ輝度を調整して撮影する。

光路の選択が重要

- 白内障のように透光体の混濁がある場合は，必要に応じ撮影光路を変更する。アライメント用の輝点を無視し，眼底がより鮮明に写る場所を探す（図14）。

図14　撮影光路の選択による画質の違い

中央から下方にかけて白内障がある

光路をやや上方にして撮影

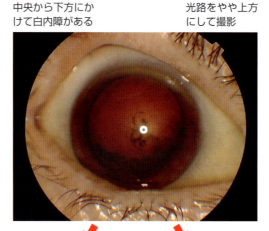

中央で撮影（全体にぼやけている）

光路を上にずらすと鮮明に撮影できる

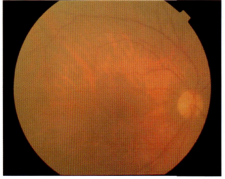
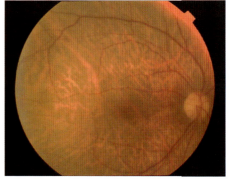

必ず両者を保存！

眼瞼，睫毛対策

- 瞼裂が狭いときは，下眼瞼をテープで固定すると画像に写り込みにくい。特に周辺網膜の撮影時に有効である（図 15）。

強度近視眼のピント合わせ

- 先にレッドフリーで観察しピントを網膜血管に合わせる。その後白色光撮影を行う（図 16）。

図 15 眼瞼，睫毛対策

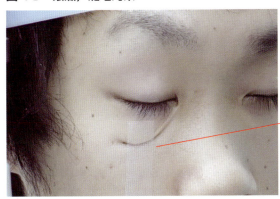

外反しない程度に下眼瞼をテープで固定。

図 16 強度近視眼のピント合わせ

①強度近視では網膜血管とバックグランドが同系色で，網膜血管の判別が難しく，脈絡膜血管にピントが合ってしまっている写真をしばしば見る。

②レッドフリー撮影に使われる緑色光の波長は網膜色素上皮層で反射し，ヘモグロビンで吸収される。そのため網膜血管のコントラストが高く，ピントを合わせるのが容易である。さらに 35°等の狭い画角にするとピントの合い具合がわかりやすい。

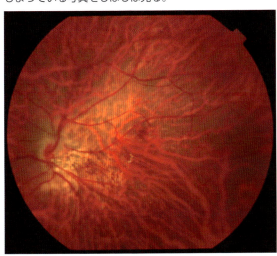
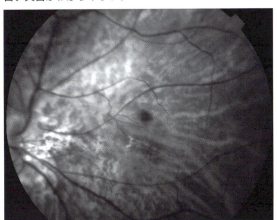

無散瞳，散瞳不良の場合

- 無散瞳カメラで撮影する。
- 小瞳孔モードを使用する。
- 何枚かに分割して撮影する（図17）。

パノラマ撮影法（外部固視灯を使用する場合）

- パノラマ撮影の際は，画像の連続性に気を配ること。
- 目安となる黄斑部や視神経乳頭との繋がりをもたすことにより，所見の位置や大きさの見当がつけやすくなる（図18）。
- 撮影中に眼底を観察しながら患者に「右を見てください」と指示して必要な構図が得られることは少ない。そのため周辺部の撮影には外部固灯を用いる。
  ① 一度カメラを手前に引いてから，固視灯を提示する。その際，瞳孔領が眼瞼に隠れない程度に誘導するとよい。
  ② カメラを患者に近づける前に，視標がレンズの陰に隠れても視線を動かさないよう注意を促す。
  ③ 前眼部を観察しながら（図18-②）カメラを近づける。眼球の動きで足りない分は，カメラをスウィング，チルトさせ撮影対象をフレーム内に捉える（図18-③）。
  ④ 瞼裂の狭い患者は下眼瞼をテープで止めることにより，周辺部撮影のハードルを下げることが可能である。
  ⑤ フラッシュの光量はやや上げたほうがバランスの取れた写真になる。
  ⑥ 撮影の際は，撮影しようとする所見の連続性に注意する。

フィルター撮影（レッドフリー）

- 単色光眼底撮影の歴史は古く，その画像からは多くの所見が読み取れる。OCTが普及した現在でも，忘れてはならない有用な検査法である。例えば網膜神経線維層欠損の観察に有用である。
- OCTでは網膜神経線維層の厚みは詳細に計測できるが，その所見を患者に説明しようとしたとき，直感的にわかりにくいが，レッドフリー画像とあわせると理解が容易になる。

図17　分割して撮影する

瞳孔径によって2〜4枚程度撮影する。その際写らない場所を補完できるように撮影する。この場合は鼻側（①）と耳側（②）に分けて撮影した。このように眼底を分けて撮影することは，白内障などで中間透光体に混濁がある場合にも有効な手技である。

① 鼻側

② 耳側

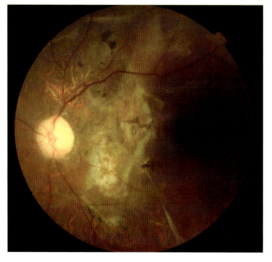
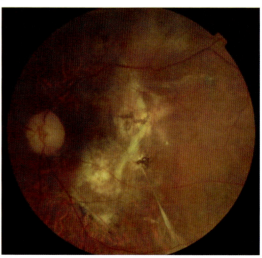

・黄斑前膜や網膜血管，出血の範囲等はレッドフリーではコントラストよく写り，普段眼底を見ることがない患者にも直感的に理解させることができる（図19）。さらに中心性漿液性網脈絡膜症（CSC）などの黄斑部網膜剥離に伴う網膜下沈着物なども，自発蛍光より鋭敏に観察することが可能である（図20）。走査レーザー検眼鏡（SLO）での近赤外光眼底写真（図21）と並び，有用な検査法なので大いに活用して欲しい。

図18 パノラマ撮影法

① 一般的なパノラマ撮影の範囲

鼻側は視神経乳頭，耳側はアーケード血管を目安に撮影する。周辺部撮影はフラッシュの光量を後極撮影よりも上げたほうがバランスのとれた画像になる。

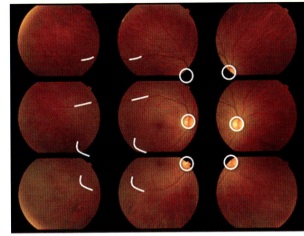

② 瞳孔が上眼瞼に隠れない

撮影者から見た左眼上鼻側撮影時の眼球の位置である。極方視はさせず，睫毛や眼瞼の影響を受けにくい位置に留める。足りない分はカメラを動かし補完する。

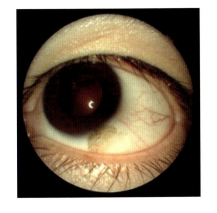

③ カメラを動かして補完

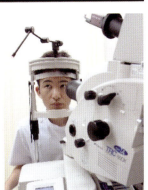

図19 レッドフリー

2枚ともに黄斑上膜のレッドフリー画像である。波長の違いにより異なる所見が捉えられていることがわかる。疾患や所見によって使い分けるとよい。

① 緑フィルター

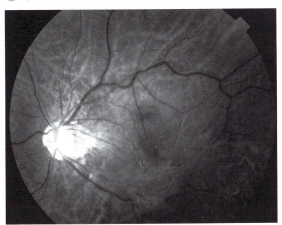

② 青フィルター

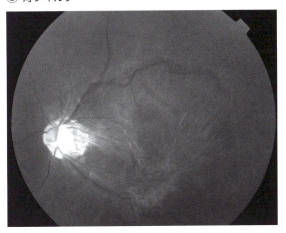

図20　発症2～3週後のCSC

①カラー眼底写真。黄斑部に網膜下沈着物が確認できる。

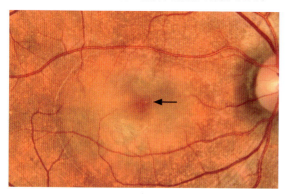

②網膜血管のコントラストが高くピントのズレがわかりやすく、網膜下沈着物も確認しやすい。

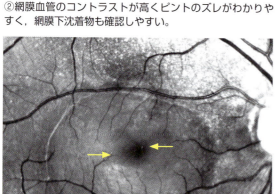

③SLOでの眼底自発蛍光写真。網膜下沈着物の自発蛍光はまだ確認できない。

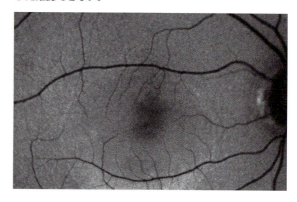

④眼底カメラ型の眼底自発蛍光写真。

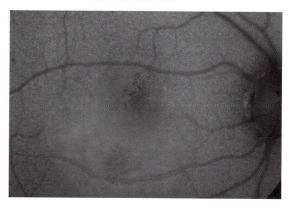

図21　SLO近赤外眼底写真

暗い位置に対応した部位にポリープ状病巣（黄色の円）、明るい位置には脈絡膜母斑（赤い円）があることがわかる（OCT像とIA画像を参照）。

① IR画像　　② OCT画像

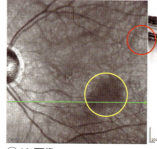

③ IA画像

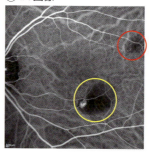

画像の保存，編集，加工

- 撮影後画像のコントラストを上げるなどの加工が必要な場合は，保存してから行う。加工した画像を保存してしまうと，後に再加工するときに画像のダイナミックレンジが狭くなり，十分な加工ができない。
- またオリジナル画像を保存する際，形式を選択できる場合は，JPEG ではなく非圧縮や可逆圧縮を選択する。JPEG はファイル容量を少なくできるが非可逆圧縮である（図 22）。
- また画像の加工や編集を行って再保存すると，さらに画像は劣化してしまう。PC の容量に問題がなく，かつ画像をプレゼンテーションに使用するつもりなら，オリジナルデータの保存には JPEG は避けるべきである。

伝えたい一言！

- 眼底カメラがデジタル化され，以前と比べて敷居の低い検査になったと思われる。一方，スマホ感覚で漫然とした撮影を繰り返している撮影者もいるのではないか。プレゼンテーション用の画像を探したときに，よい写真がなく，ため息をつくことも少なくない。
- 眼底写真は，最も基本的で重要な検査であることを，肝に銘じて撮影に臨んでいただきたい。そうすることで，疾患への理解が深まり，新しい発見にもつながる。
- また，フラッシュを何回も浴びることは患者にとってきわめて不快で，ストレスとなる。できるだけ少ない撮影で的確な所見を捉えるように心がけて欲しい。

図 22　JPEG と TIFF の比較
JPEG は編集と保存を繰り返すと画質が劣化し続ける。

① JPEG 画像

② TIFF 画像

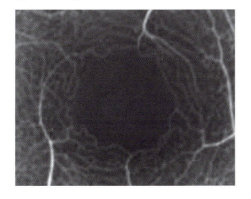
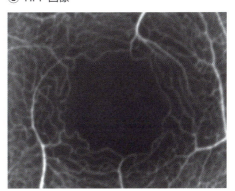

2 撮影の実際／眼底写真

広角眼底撮影装置（Optos）

本体と各部の名称

- Optos の本体は大型で，タッチパネル式の操作画面とコントローラーが付属する。
- 操作画面では患者情報の入力や撮影眼の選択といった操作を行う。患者の頬が本体に触れた状態で撮影を行うため，柔らかいシリコン樹脂製のフェイスパッドが装備されている。
- 顔の位置合わせと開瞼と撮影位置の調整を同時に行いながら撮影するために，コントローラーは小さく握りやすい形状で両手が使えるように工夫されている（図1）。
- 本体横に解析モニターとイメージサーバーがあり，撮影後の詳細な画像確認と色調の調整が行える。その後，プリントアウトやファイリングシステムへの画像転送を行う。

患者情報入力（操作モニターの患者情報入力画面）

- 患者情報のベースとなるため，患者 ID は間違えないように入力する（図2）。
- ID をバーコードで管理している場合は，バーコードリーダーを接続することもできる。

Point !

- また，本来の機能ではないが病名のバーコードシールを作り名前の項目に入力しておくと後日，病名での検索が可能になる（図3）。

検査前説明

- 通常の眼底写真撮影と異なる原理で行うため，無散瞳で網膜全体の8割を撮影可能であること，撮影時間も0.2秒と短時間で広角眼底撮影が可能であるというメリットと，顔がフェイスパッドに密着することや，テープを貼って眼瞼挙上を行うなどのデメリットも説明する。

患者準備（瞼や睫毛の影響と対策）とバーチャルポイントの理解

- 測定レーザーが周辺網膜へ入射する際に，睫毛や眼瞼が眼底画像に写り込むための対策として，テープにて睫毛を巻き込むように処理して，そのテープごと挙上することで周辺までアーチファクトのない眼底画像が撮影できる（図4）。
- 測定レーザー光が交差する位置をバーチャルポイントと呼び，バーチャルポイントより前方（角膜側）にあるものは上下左右が逆転して眼底画像に写り込む。つまり上眼瞼の睫毛は眼底画像の下方に写り込むことになる。
- ディスポーザブルの開瞼器を使用する場合は表面麻酔薬の点眼を行い，角膜に傷をつけないよう慎重に開瞼する。開瞼器には20cm程度のナイロン糸を結びつけておくと，Optos 本体のなかへ落下しても拾うことができる。開瞼器を使用した際には，瞬目が制限されるため涙が溜まりやすくなる。溜まった涙は Optos 内のミラーに飛散してアーチファクトの原因にもなるので注意する。

図1　本体と操作モニターと画像解析モニター

① フェイスパッド（青色），顎台，額当て，操作モニター（赤矢印），解析モニター

② コントローラー

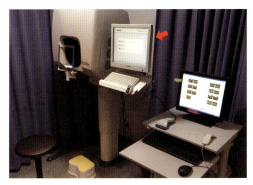
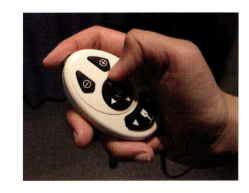

図2　患者情報入力

① 名前，生年月日

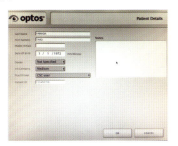

② ID（操作モニターの患者情報入力画面）

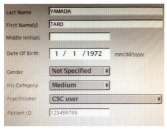

図3　病名入力

① 病名入力位置

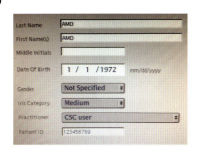

② 病名バーコードシール

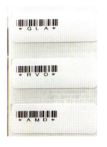

図4　患者準備（瞼や睫毛の影響と対策）とバーチャルポイントの理解

測定レーザー上に睫毛や眼瞼があると眼底画像に写り込む。撮影者の指による上眼瞼の挙上だけでは測定レーザーの光軸上に睫毛があるため眼底画像には睫毛が写り込む。睫毛をテープで巻き込むように処理して，そのテープごと上眼瞼を挙上すると上眼瞼（睫毛を含む）の写り込みを防ぐことができる。

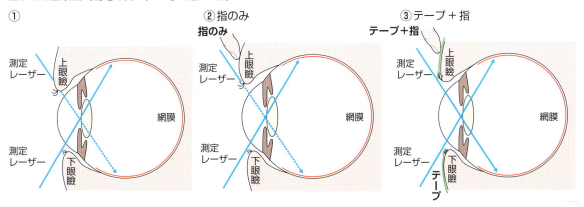

テープの貼り方

- 下眼瞼の睫毛は下方向に引っ張りながら行い，上眼瞼は睫毛の部分だけに貼り，テープの上端を指で軽く引き上げるようにする。
- 上眼瞼はテープの接着面が広すぎると挙上が制限されるため，睫毛のある範囲に貼る（図5）。

テープのカット方法

- 眼瞼の形に沿うようにラウンドカットする。
- 剥がしやすいように端を折り返しておく（図6）。

患者用椅子の高さと足の位置（踏み台の利用）

- 椅子の高さは足がしっかりと踏ん張れる位置にする。高すぎると踵が浮き，姿勢が不安定になる。
- 小児や身長の低い高齢者で椅子を低く調整しても踵が浮く場合は，踏み台を使用すると姿勢が安定する。
- また両手を膝の上にのせて，肘を伸ばすことで上半身がさらに安定する。上半身が安定することでバーチャルポイントが大きくずれることを防ぐことができる。
- 本体と椅子の距離は，少し遠ざけておくことでやや前傾姿勢となり，顔の位置が安定する（図7）。

本体の高さ調節

- 背筋が伸びた状態で，やや前傾姿勢になるように調節する。

顎台の高さ調節

- 上下の可動範囲が最も確保できる位置（中央）に合わせておく。

Point !

- 撮影時は顔（頬）をフェイスパッドに当て，コントローラーでバーチャルポイントを調整するため，顔が動かない安定した姿勢が維持できるよう椅子や本体の高さ調整を行う。

図5　テープの貼り方

下眼瞼はやや下方へ引きながら固定しておくと，撮影時に下眼瞼を引く（開瞼）必要がなくなる。引きすぎて固定すると涙が溜まるので注意する。上眼瞼は睫毛の範囲のみ接着させ，撮影時にテープごと挙上する。広範囲に接着していないため，撮影中も瞬目しやすく涙も溜まらない。

① 下眼瞼睫毛

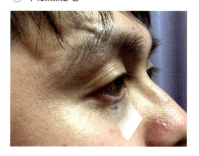

② 上眼瞼睫毛をのせる

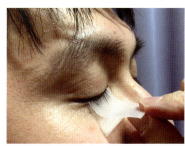

③ 上眼瞼（睫毛を含む）挙上

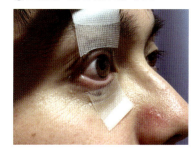

図6　テープのカット方法

眼瞼の形に沿うようにラウンドカットする。
剥がしやすいように端を折り返しておく。

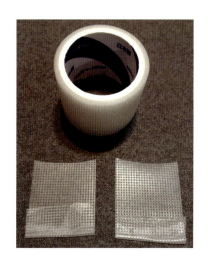

図7　患者用椅子の高さと足の位置（踏み台の利用）

① 悪い姿勢

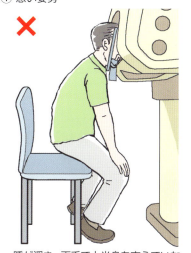

踵が浮き，両手で上半身を支えていないため，顔の位置が不安定になる

② よい姿勢

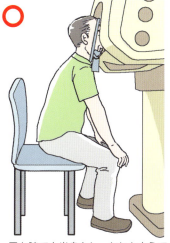

足と腕で上半身をしっかりと支えているため，顔の位置が安定する

③ 小児や身長の低い高齢者の姿勢

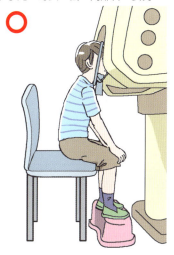

踏み台を使用して上半身を安定させる

固視目標

- 基本的には緑ランプを固視目標として眼底画像を撮影すると，眼底の 8 割を撮影可能である．
- 周辺の網膜裂孔や網膜剝離などの詳細を撮影する場合には，上下左右の赤ランプを固視目標にして周辺網膜の撮影を行う（図 8）．

> **Point !**
> - バーチャルポイントの適正な位置調整は，撮影画面の Eye Position Measurement として表示され，コントローラーにて＋1～－1の範囲で調整する．

操作モニターの撮影画面（アイコンと表示）（図 9）

- Optomap af：off →通常のカラー撮影，on →自発蛍光撮影
- Fixation Level（固視目標の明るさ）：Dim →通常，Medium →やや明るい　Bright →さらに明るい
- Capture Stereo Pair：off →通常撮影，image1・image2 →連続撮影にて自動で視差のついた眼底画像を撮影（立体視写真撮影が可能）
- Eye Steering（固視目標〈赤〉の位置）：S →上側，N →鼻側，I →下側，T →耳側
- ResMax：off →通常の 200°撮影，on →拡大撮影（約 100°）
- RESET POSITION →ゼロ点復帰
- CAPTURE →モニター上の撮影ボタン
- CANCEL →次の画面へ移動
- Eye Position Measurement（＋1.0～－1.0）→バーチャルポイントの位置調整
- 撮影ポジションマーカー（図 9 の黄色矢印）

撮影手順（カラー正面）（図 10）

- 顎台に顔をのせる．
- 額当てにしっかりと額を当てる．
- フェイスパッドに頬（検査眼側）を密着させる．

> **Point !**
> - 患者自身ではしっかりと密着できないため，撮影者は両手を使い顔の位置調整と上眼瞼の挙上（テープごと）を行う．バーチャルポイントを基本位置（瞳孔付近）に合わせるためには，頬がフェイスパッドに密着する位置まで検査眼を本体へ近づける必要がある．額を当て，顔を押し込むと同時に頭を回転させると，スムーズに撮影の基本位置まで到達する（図 11）．

- 緑ランプの固視目標を見るよう指示する．
- テープごと上眼瞼を上方に引き上げる（涙が溜まらないように時々瞬目させる）．

図8　固視目標

基本的には緑ランプを固視目標として眼底画像を撮影するが，必要に応じて上下左右の赤ランプを固視目標にして撮影する（実際の固視目標のランプは単独で点灯する）。

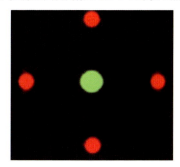

図9　操作モニターの撮影画面（アイコンと表示）

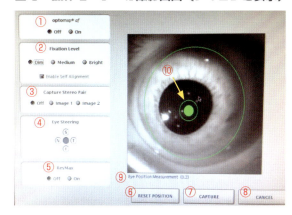

① Optomap af
② Fixation Level
③ Capture Stereo Pair
④ Eye Steering
⑤ ResMax
⑥ RESET POSITION
⑦ CAPTURE
⑧ CANCEL
⑨ Eye Position Measurement
⑩ 撮影ポジションマーカー（黄色矢印）

図10　測定手順（カラー正面）

撮影者は両手を使い顔の位置調整と上眼瞼の挙上（テープごと）を行う。

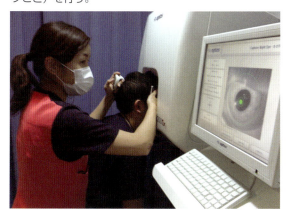

図11　できるだけ検査眼が前に出る（本体へ近づく）ようにする

① 額を当てる　　　　② 顔を押し込む　　　　③ 頭を回転させる

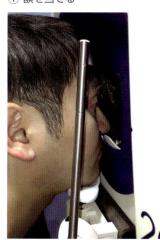 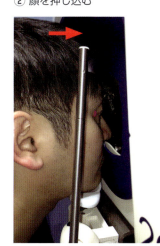 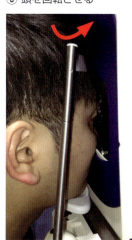

目尻のシールの位置が前方へ移動していることがわかる。

- 撮影画面の撮影ポジションマーカー（赤〜＋〜緑〜－）が瞳孔の中心になるように，コントローラーの上下左右ボタンで調整する。
- 撮影ポジションマーカーが緑になるように，コントローラーの＋－ボタンで調整して撮影する。

> **Point！**
> - 撮撮影ポジションマーカーが＋の時に撮影すると，虹彩や眼瞼が写り，狭い眼底画像しか撮影されない（図12-①④）。
> - 撮影ポジションマーカーが緑の時に撮影すると，広い眼底画像が撮影される（図12-②⑤）。
> - 撮影ポジションマーカーが－の時に撮影すると，やや狭い眼底画像が撮影される（図12-③⑥）。
> - 撮影ポジションマーカーが緑の時は Eye Position Measurement がおよそ＋１〜－１の範囲にある。基本的には緑で撮影すると良好な眼底画像が撮影できる。縮瞳している場合には，やや－側（緑の範囲内）で撮影すると良好な眼底画像が撮影可能である。

図12　撮影ポジションマーカー

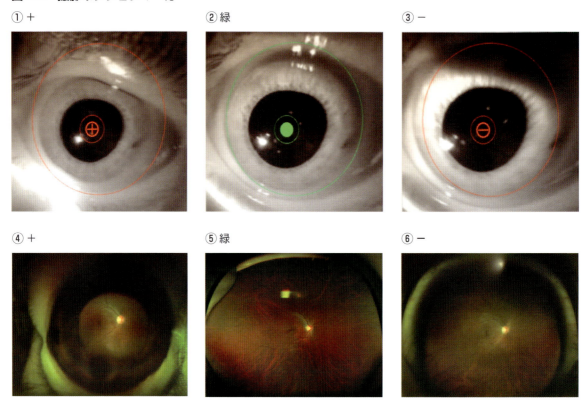

撮影手順（カラー上下左右）

上方撮影の場合（図13）

- Eye Steering：S をタッチ（選択するとグレーに点灯）する。
- 患者に上方の赤ランプを見るよう指示する。
- 眼球の上転に伴い，撮影ポジションマーカーも上方（瞳孔中心）へ移動させ撮影する。

Point !
- このときも撮影ポジションマーカーの位置は瞳孔中央がベストであるが，上眼瞼（睫毛も含む）のアーチファクトが出る時には瞳孔下方で撮影する。

図13　上方撮影の場合

正面視（固視目標 緑ランプ）に比べ上方周辺網膜が撮影されていることがわかる。

① Eye Steering

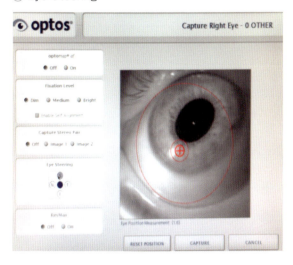

② 撮影ポジションマーカーを上方（瞳孔中心）へ移動

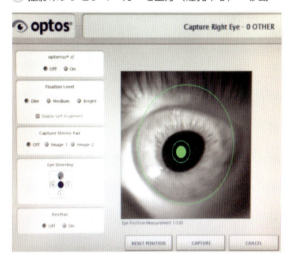

③ 正面視（緑ランプ）

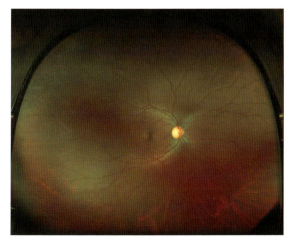

④ 上方視（固視目標 上方赤ランプ）

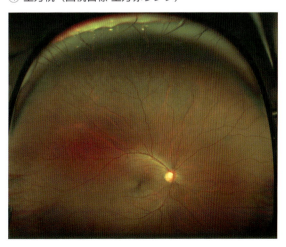

画像チェック方法（操作モニターの撮影後画面）

- 撮影後画面の眼底画像が暗い時は，Gamma（ガンマ値）補正スライダーをタッチして右側へスライドさせると眼底画像が明るくなる（図 14- ①）。
- 眼底画像を拡大して確認したい時は，撮影後画面の拡大アイコンを押して画面をタッチすると任意の部位が表示される（図 14- ②）。
- 脈絡膜の情報を強調させたい時は，赤レーザーアイコンをタッチすると脈絡膜情報の強調画像となる（図 14- ③）。
- 網膜の情報を強調させたい時は，緑レーザーのアイコンをタッチすると網膜情報の強調画像となる（図 14- ④）。

図 14　画像チェック方法（操作モニターの撮影後画面）

① Gamma 補正スライダー（青矢印）と拡大アイコン（赤矢印）

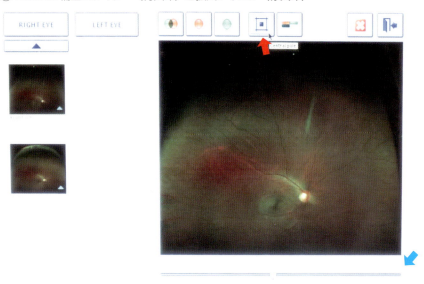

② 画面をタッチすると任意の部位が表示される

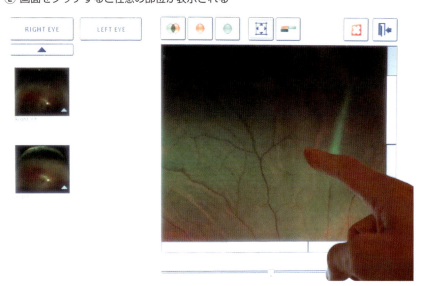

③ 赤レーザーアイコン（赤矢印）

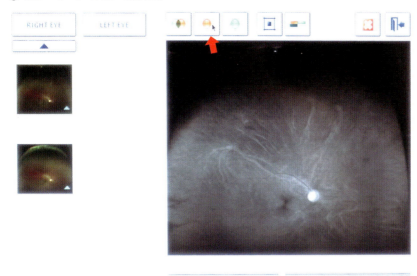

④ 緑レーザーアイコン（青矢印）

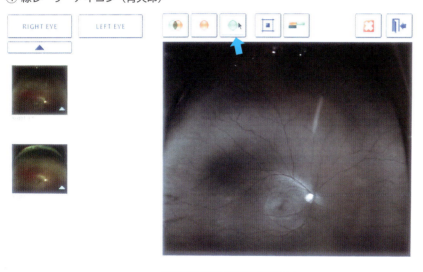

アーチファクト対策

- 患者の都合によりテープが使用できず撮影者が開瞼する場合は，上眼瞼（睫毛も含む）が眼底画像に写り込むことが多くなるため，撮影ポジションマーカーを瞳孔中心よりやや下方にして，Eye Position Measurement を＋側で撮影すると，上眼瞼（睫毛を含む）の写り込みを最小限にすることができる。
- 白内障がある場合は，混濁を避ける位置（撮影ポジションマーカー）での撮影を行う。

注）撮影ポジションマーカーは日本語の正式名称がないため，本項では最適と思われる表現を使用している。

文　献

平形明人，ほか編：超広角でみる眼底病変診断，メジカルビュー社，2015．

2 撮影の実際／眼底自発蛍光（FAF）
眼底カメラ，走査レーザー検眼鏡（HRA2）

FAFと撮影装置
- 網膜色素上皮機能評価が主な目的である。
- 自発蛍光物質は，特定の波長の光が当たると蛍光を発する物質で，眼底の自発蛍光物質はリポフスチン（青色光で励起）とメラニン（近赤外光で励起）がある。
- 過蛍光，低蛍光のいずれも網膜色素上皮の異常と考えられる。
- 撮影装置は主に走査レーザー検眼鏡（SLO）・HRA2と眼底カメラ型の2種類がある（**表1，図1**）。

眼底カメラ
基本的操作方法
- 通常の眼底写真と同じと考えてよい。特に配慮が必要と思われることを示す。

患者の協力
- 自発蛍光撮影の励起光は眩しい。多くの患者は開瞼と固視に努力を必要とし，羞明のあまり頭部が動いてしまう場合も多い。
- 事前に眩しさの説明と，頭部の固定は必ず行う必要がある。

瞬目
- 透明で平滑な涙液層は，眼球を1つの光学系とする眼底写真撮影では重要である。フォーカスが決まった後に瞬目させ，涙液層が落ち着いてから撮影スイッチを押すとクリアな画像が得やすい。

フォーカス
- 通常，自発蛍光撮影ではフォーカスを網膜色素上皮に合わせる。
- しかし漿液性網膜剥離が伴った網膜下沈着物が発する自発蛍光をとらえる場合は，網膜後面に合わせる必要がある。

表1　HRA2とカメラ型の違い

	HRA2（図1①）	カメラ型（図1②）
加算平均処理	+	-
コントラスト	+++	++
画角の切り替えの容易さ	+	+++
白内障の影響	+	+++
偽蛍光の発生	-	+
黄斑色素の観察	++	+
視物質による影響	++	+
網膜色素上皮の観察	++	+++

図1　撮影装置

①と②で見た目が違う。両機種を導入している施設では患者によってどちらの機種で撮影するか決めたほうがよい。両機種で同日に撮影した場合は機種間での比較はできるが，経過観察は同機種での撮影が好ましい。またHRA2は共焦点で焦点深度が狭いため，脈絡膜腫瘍等の隆起病変の観察には不向きな場合がある。

① HRA2

② 眼底カメラ型

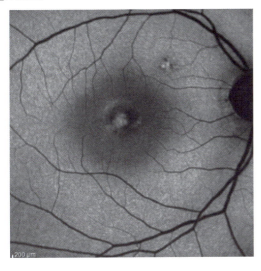
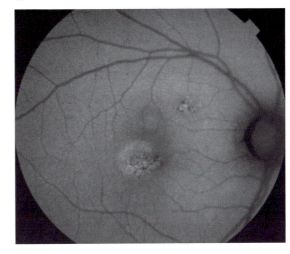

Point!

- 白内障からの偽蛍光に注意する。全体が明るく白っぽく写る場合は白内障が原因の場合が多い（図2）。
- 微弱な自発蛍光をきれいに記録するためには，メーカーの専門家が行う機器の設定が重要である。

図2　白内障眼での注意

①HRA2。コントラストがよく，FAFとして所見の記録や経過観察に使用できる。

②眼底カメラ型。白内障のため全体に白っぽい。また散乱光により視神経乳頭も高輝度となる（偽蛍光）。

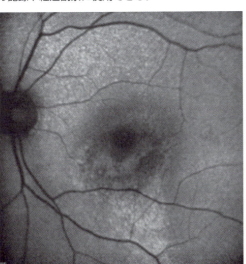
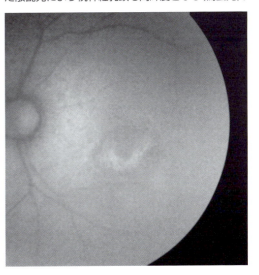

HRA2の注意点とコツ

- 優秀なオートトラッキングと加算平均システムが，固視不良やアライメントずれまで加算平均してしまう場合がある。常にモニタを監視してジョイスティックを操作する。
- 赤外画像（IR），青色自発蛍光（BAF），赤外と青色の同時撮影，赤外自発蛍光（IRAF）の4種類を撮影する。患者の協力が得やすいよう，羞明の少ない順（IR → IRAF → 同時撮影 → BAF）に撮影するとよい。
- 網膜色素上皮にフォーカスするために赤外画像撮影の反射を利用する。眼底で赤外光が最も反射する組織は網膜色素上皮である。フォーカスの調整で反射度合いが変わり画像は明暗する。一番明るくなった位置が，網膜色素上皮にフォーカスしたことになる。

フォーカス調整（図3）

- 赤外画像撮影モードで中心部の明暗が解りやすいよう，画角を15°にする。
- 感度設定を上げて画像がやや白飛びするようにする。
- 中心部の輝度が高くなるようフォーカスノブをまわす。

図3　フォーカス調整

フォーカスの違いが画像の明暗に現れる。一番明るい（白飛び）画像が網膜色素上皮にピントが合っている。
① ノブを回すと画像が明暗する

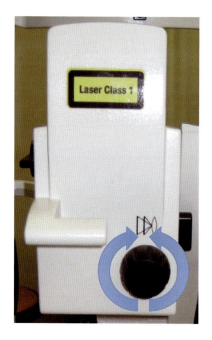

Point！
- 加算平均時の固視不良に注意すること。加算する枚数は20枚以下で問題ない。多すぎる加算は固視不良の原因となり画像が希釈されてしまうことがある（図5）。

② フォーカス調整

フォーカス調整▶

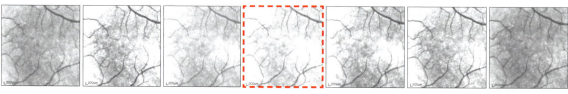

不　　　　　　　　　　良　　　　　　　　　　不

赤外自発蛍光

- 通常眼底自発蛍光と言えば，青から緑色の光によって励起されることをいう．しかし眼底には赤外光で励起される自発蛍光物質も存在する．メラニンがそうである．
- 網膜色素上皮と脈絡膜のメラニンは赤外光で励起され自発蛍光を発する．赤外光は深達性が高く黄斑色素の影響を受けず，リポフスチンとは異なる蛍光特性を示す．
- リポフスチンは赤外光では励起されず，リポフスチンが多い場所はブロックのため低蛍光となる（図4）．

図4　多発消失性白点症候群（MEWDS）
羞明により青色自発蛍光の撮影が困難な場合は，赤外自発蛍光を撮影しておくとよい．

① BAF

② IRAF

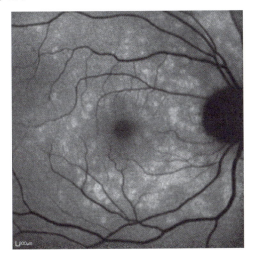
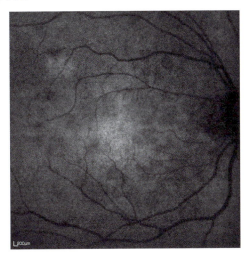

図5　加算平均

① 100枚加算

固視不良のためコントラストが悪い．さらに長時間励起され羞明により大きく固視が乱れたため，画像の周辺部が加算平均されていない．

② 16枚加算

コントラストがよく，周辺部までしっかりと加算平均されている．

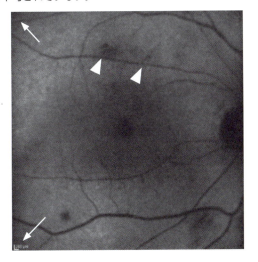
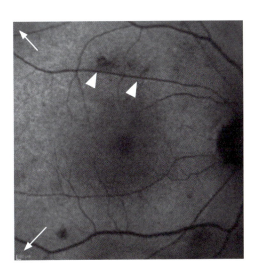

典型例（図6〜11／図6, 7, 9, 11はHRA2, 図10はカメラ型）

図6　網膜色素変性

①②ともに黄斑部のリング状の蛍光は網膜色素変性の特徴的な所見である。羞明により BAF 撮影が困難な場合でも，IRAF を撮影しておくとよい。

① BAF

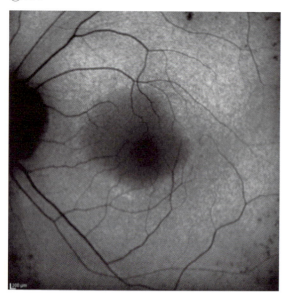

② IRAF

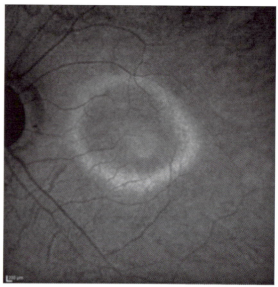

図7　ポリープ状脈絡膜血管症（PCV）

ポリープの位置にしばしばリング状の過蛍光がみられる。

① BAF

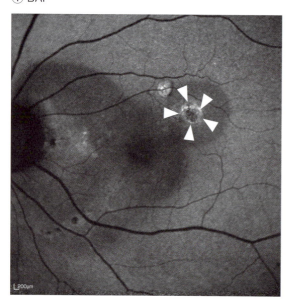

② IA

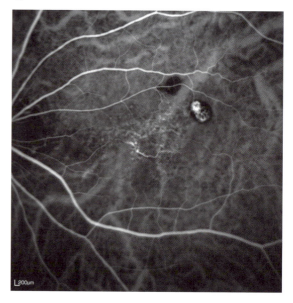

図8 中心性漿液性脈絡網膜症（CSC）（自発蛍光の違い）

①眼底カメラ。網膜色素上皮の機能低下を示す低蛍光や，網膜後面沈着物による過蛍光をよくとらえている。

ⓐ BAF　　　　　　　　　　　　　　　　ⓑ 拡大

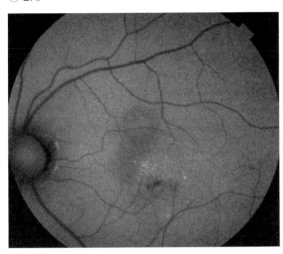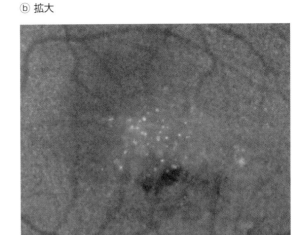

②HRA2。コントラストに優れているが，加算平均中の眼球運動で過蛍光が弱くなる。また，共焦点ゆえに網膜色素上皮にフォーカスすると，網膜後面沈着物の蛍光は写りにくい。

ⓐ BAF　　　　　　　　　　　　　　　　ⓑ 拡大

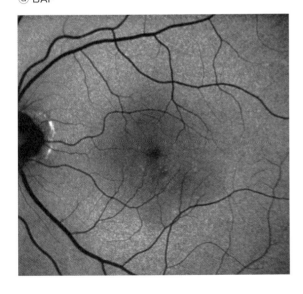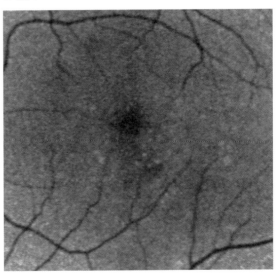

図9 外傷性黄斑円孔（BAF）

円孔部分は黄斑色素と視細胞外節の影響を受ないため，一見過蛍光に見える。また囊胞様黄斑浮腫の様子がよくわかる。下方は外傷による網膜色素上皮障害である。

① 術前

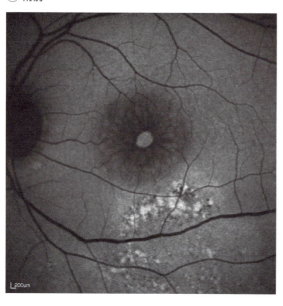

② 術後

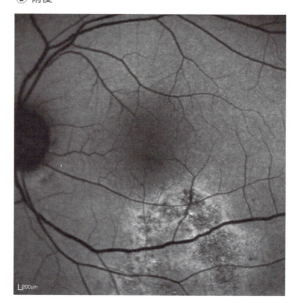

③ IR（術前）

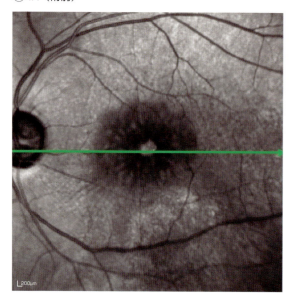

④ OCT（術前）

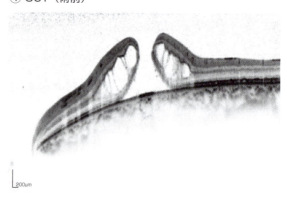

図 10　Stargardt 病

散在する過蛍光斑と網膜色素上皮障害による低蛍光が混在している。

① 右眼

② 左眼

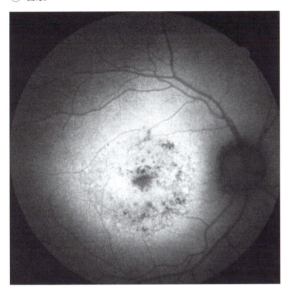
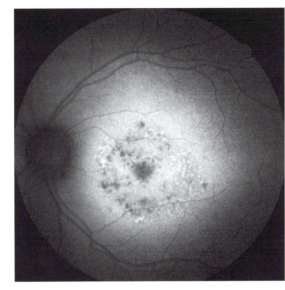

図 11　Best 病

黄斑部の黄色沈着物はリポフスチンと考えられており，FAF では過蛍光を示す。

① カラー眼底

② FAF

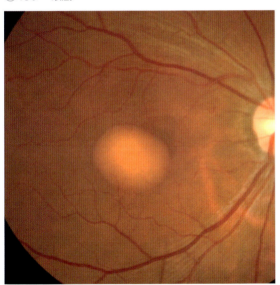
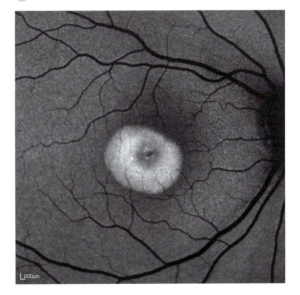

❷ 撮影の実際／眼底自発蛍光（FAF）
広角眼底撮影装置（Optos）

- SLO 型である Optos の自発蛍光撮影は，基本的にカラー撮影と同じである。

手順

- 撮影眼の選択を行う。
- 撮影画面の optomap af を on（**図 1，赤矢印**）にすることで，測定光が変更され自発蛍光の撮影が可能な状態になる。
- 撮影光路の障害とならないように，上下眼瞼（睫毛を含む）をテープなどで固定する。
- バーチャルポイントを適切に調整して，コントローラーの撮影ボタンを押す。

図 1　撮影画面
optomap af を on（赤矢印）にして，数秒後に自発蛍光の撮影が可能となる。この状態では超広角撮影を行うため，黄斑疾患では ResMax（黄矢印）を On にすることで黄斑部を拡大撮影できる。

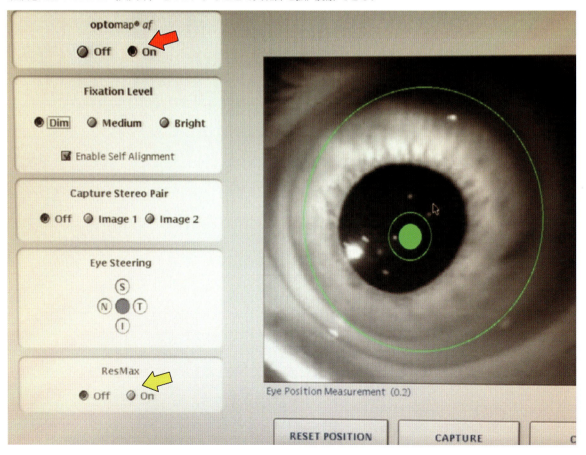

図2　加齢黄斑変性の自発蛍光画像（左眼）

optomap af を on にして超広角撮影した。

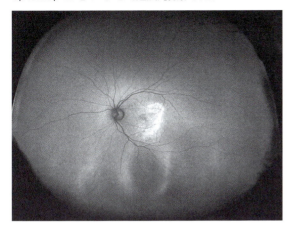

図3　図2と同一症例に ResMax も on にして黄斑部を拡大撮影

自発蛍光黄斑部の過蛍光と低蛍光が明瞭になる。

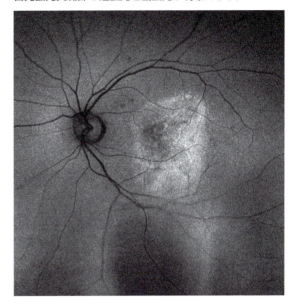

> **Point！**
>
> **黄斑部撮影の選択**
> - 超広角撮影された自発蛍光（**図2**）は黄斑部の所見が不鮮明になるため，黄斑疾患では ResMax（**図1，黄矢印**）も on にすることで，黄斑部が拡大撮影され詳細な確認が可能となる（**図3**）。

図4　網膜色素変性（右眼），Optos のカラー眼底写真

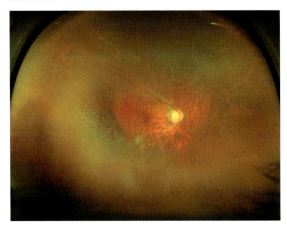

図5　図4と同一症例の FAF

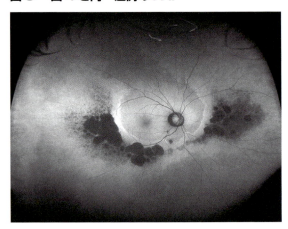

図6　図4と同一症例の Goldmann 視野検査結果

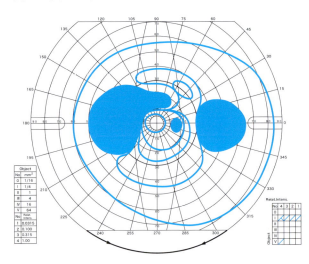

Point！

超広角撮影の利点

- Optos での FAF を行う最大の利点は，超広角撮影された眼底画像にあるといえる。これは網膜色素変性の経過観察に有用である。
- 図4は，網膜色素変性の Optos カラー眼底画像（右眼）であるが，同一症例に FAF を行うと，図5のように網膜色素上皮の障害範囲が明瞭になる。
- さらに図6のように同一症例の視野検査結果（Goldmann 視野検査）を比較すると，低蛍光の範囲（網膜色素上皮障害の範囲）は視野検査を行う際に有用な情報となる。
- 逆に視野検査のできない網膜色素変性の患者でも，Optos の画像さえ撮影できれば，ある程度の視野障害を予測することも可能であるといえる。

注意点

- Optos は撮影原理上，眼底を観察しながら撮影できないため，一度でベストな画像が撮影できない可能性がある。
- 数回の撮影からよい画像を選ぶこともあるが，図7のように加齢黄斑変性（左眼），白内障あり，optomap を on，ResMax を on，未散瞳，の同条件で，同日に連続撮影した。
- その結果，1回目に撮影した画像（図7-①）と2回目に撮影した画像（図7-②）では，過蛍光，低蛍光に差があることがわかる。
- 前述のようなことを知ったうえで FAF を行うことが大切である。
- 特に白内障がある場合，わずかな撮影光路の違いで画像に差が出るため，あらかじめ OCT で色素上皮障害のある部分を確認して，その部分がムラなく綺麗に撮影されている画像を選択する。

図7　加齢黄斑変性（左眼），白内障を発症している症例

optomap af → on，ResMax → on，未散瞳の同条件で，同日に連続2回撮影した結果，1回目の画像（①）に比べ，2回目の画像（②）は過蛍光と低蛍光に差があることがわかる。撮影条件は同じで撮影光路がわずかに違うだけで，これだけの差が出ることもある。また未散瞳の状態で連続撮影すると，1回目の撮影で縮瞳するため，直後に2回目を撮影すると縮瞳状態で撮影することになり，画像が暗くなるため，時間を空けて撮影する。

① 1回目の画像

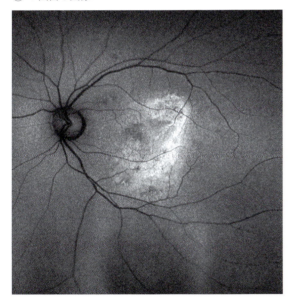

② 2回目の画像

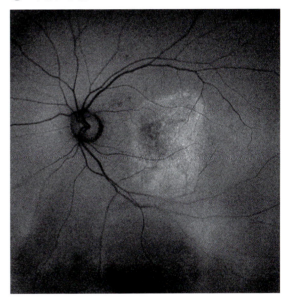

2 撮影の実際／蛍光眼底造影
眼底カメラ（FA）

撮影までの準備

- 蛍光眼底造影検査は，造影剤を使わないほかの検査と比較すると簡単に再検査ができない。再検査にならないようにするには，使用する機器を100％近く使いこなせることはもちろんだが，患者の情報収集も怠ってはいけない。

確認事項

- まず，造影検査に必要なインフォームドコンセント（IC）や問診が取得できているかを確認する。緊急時の連絡先も確認しておくとよい。
- 検査室の環境も大切で，救急カートやガーグルベースなど副作用に対する薬剤や機材がそろっているか確認する。
- また室温が高いと気分不快になることがあるため，ちょうどよい温度か若干低めに空調を調節する。
- 検査前には血圧測定を行い，アレルギー歴や妊娠，授乳等を再確認するとともに，アルコール過敏症の有無や人口透析などで静脈注射ができない部位があるかの確認を行う。

情報収集

- 散瞳状態も画像の品質や撮影をイメージするうえで大切で，FA検査はとても眩しく1回点眼では縮瞳するおそれがあるため，散瞳薬を3～5分おきに2～3回点眼して，最大の散瞳を得た状態で検査を行う。
- 患者情報として病名や罹患眼，疾患部位を把握し，さらにIOL挿入の有無，中間透光体混濁の有無や部位を確認する。
- 必ず撮影開始眼も確認して，指示がない場合は指示医に確認する。
- また検査当日の体調や同検査データ，OCT，治療歴等を確認する。
- 以上のさまざまな情報から，どのように撮影すれば最適な画像が取得できるのか，イメージを作り上げていく。

検査時の姿勢

- 撮影の際，患者を呼び込み本人確認を行うが，その時，検査前の顔色を必ず確認する。体型も把握して椅子と光学台の高さをおおまかに合わせておく。
- 蛍光眼底造影検査を行う患者は視野狭窄，視力不良症例も多いため着席時，機械に頭や顔をぶつけないように声かけや補助を行う。
- 着席は椅子の座りが浅いと背中が直立になり額が外れやすくなるため，深く腰掛けてもらう。
- 着席したら顎台に顔を乗せてもらい，楽な姿勢となるように光学台の高さを微調整する（図1）。特にFAでは，体位により嘔気，嘔吐を誘発することもあるので気をつけなければならない。
- ネクタイやベルト，肌着など体を不快に締めつけるものがある場合は，事前に緩めてもらう。また，血液循環を妨げるような窮屈な衣服は脱いでもらう（図2）。
- 撮影者（検者）の椅子の高さもおろそかにしてはならない。検査は10分程度かかるため，患者も撮影者も楽な姿勢がとれる高さに調整する。ちょうどよい高さに合わせることで，開瞼時の腕も楽に届くようになるし，接眼レンズを覗いた時の視野率100％を容易に得ることができる（図3）。

- また，撮影者は椅子の高さが合わないことで，気づかないうちにイライラが溜まることがあるので気をつける。適当な椅子がない場合は，撮影者の身長や光学台の可動域，患者用の椅子の可動域を考慮し，よりよい物を購入する。

図1　ちょうどよい姿勢と高すぎる姿勢

光学台が高すぎると頻繁に患者さんの額が外れ，顎も痛くなりやすい。また，椅子に浅く腰掛けると，体調不良時に転落する恐れがあるため，必ず深く腰掛けてもらう。

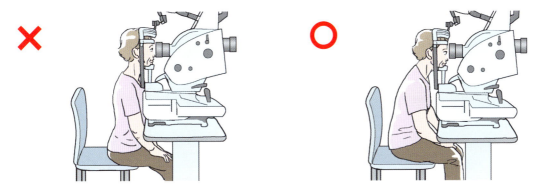

図2　窮屈な衣服

造影検査を行ううえでは，衣服の窮屈なものは循環時間計測の妨げになる。検査前には必ず袖口は腕が締めつけられていないことを確認する。また，ネクタイやベルトなども緩めにしてもらうことで気分不快を防ぐことができる。

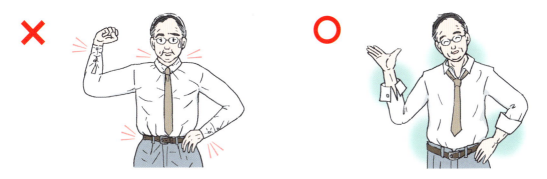

図3　接眼レンズの視野率

①は接眼レンズのラバーに眼を押し当てた状態の見え方。視野率が100％の状態。この状態で検査を行う。②はラバーから眼を少し離した状態の見え方。少し離しただけだが，視野率がかなり低下することがわかる。③はラバーに眼はつけているが，片方が浮いているときの見え方。一方の視野が欠けてしまう。②と③の状態でFAを施行すると，周辺部まで観察できずに所見を見落とす危険がある。

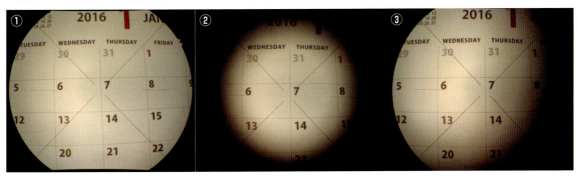

基本的撮影手順

直前の準備
- FAの詳しい説明はIC時に済んでいるが，再度，点滴から造影剤を流しながら連続で写真を撮影することや，開瞼しながら検査を行うこと，撮影中少しでも体調不良があった場合がまんせずにすぐに知らせること，検査後，景色が5分ほど赤っぽく見えること，尿が半日～3日ほど蛍光色の黄色に染まること，肌が若干黄ばむことを伝える。
- 次に，画像ファイリングシステムに患者登録を行い，顎台，額当て，検者の手指を消毒する。
- まず，カラー眼底撮影を行うため，その説明を行う。顔を乗せてもらい台の微調整後，カラー眼底撮影を行う。
- 点滴の準備中も患者の様子を確認して血管迷走神経反射の有無をみる。少しでも体調不良があるようなら，バイタルを確認して回復まで様子をみる。
- 再度，顎台に顎を載せてもらい，撮影部位に固視灯を用いて固視を誘導する。顔・眼・体等動かさないよう指示して撮影ポジションを決める。

開始から終了まで
- ピントやアライメントを合わせた後，励起フィルターを挿入する。
- 造影剤注入の合図とともにタイマーを起動させる（造影剤が延長チューブから静脈に入るタイミング）。
- 静注開始5秒で濾過フィルターを挿入して，8秒から1～2秒間隔で連続撮影を行っていく。
- 小児の場合は，大人より腕-網膜循環時間が早いため，それを考慮に入れ撮影を開始する。
- 撮影時は常に「両眼を開けるように」「固視灯を見るように」と声かけをして検査を誘導していく。撮影者の経験年数が浅いと，撮影に集中しすぎて声掛けを忘れてしまいがちだが，それが検査に時間がかかる要因でもあるため，常に意識しながら検査を行う。
- 涙液層の乱れも意識して，1枚～数枚撮影ごとに軽い瞬目をしてもらうことも大切である。
- 周辺部撮影が必要な場合は，必ず外部固視灯（内部固視灯が9方向動くものもある）を動かし任意の方向を見てもらう。外部固視灯が見えない場合は，主に口頭で指示しながら撮影を行う。
- 造影開始から1分～1分30秒付近で，嘔気・嘔吐を催すことが多いが，必ず造影開始1分で体調確認のため声掛けをする。その時，必ず言葉で返答してもらうとよい。返答がない場合は気分不快で返答できないことも考えられるため，いったん検査を中断する。
- ガーグルベースを準備しバイタルを再度確認する。声かけの際には必ず顔色も確認する。最初に確認した顔色より悪い場合，患者の手のひらを触り冷汗がないか確認する。冷汗が認められたらショックや迷走反射の可能性があるので，応援を呼び即座にベッドに移動する。その際足を高くして寝てもらう。
- ほかにもさまざまな症状が生じることがあるため，相応に対処を行う。
- 検査開始から3分以降に発疹や掻痒感が出現することがあり，患者が無意識に顔や頭部，体を掻き始めることがある。その場合，部屋の電気を点けて発疹や発赤がないか確認する。発疹等が認められた場合，検査は中止としベッドに寝かせ相応の処置を行う。
- 撮影が終了したら，被検者の体調を確認して問題なければ検査を終了する（図4）。

撮影間隔
- 造影初期では，造影剤静注開始8秒から40～50秒の後期静脈相が終了するまで1～2秒間隔で撮影を行う。
- 造影中期以降では僚眼を撮影して，再度撮影開始眼に戻り後極部を撮影する。

- その後，撮影開始眼の周辺部を撮影して，それが終了したら僚眼に移り，後極部を撮影して周辺部を撮影していく。
- 撮影は，後極部や主要病変部位を1分・2分・3分・5分・7分・10分などと時間を決めて検査を行う。

図4　撮影手順の模式図

正常では約10秒で網膜中心動脈の充盈が開始される。脈絡膜循環はその1秒前から造影が始まるため，8秒から撮影を開始することで腕-網膜循環時間を捉えることができる。

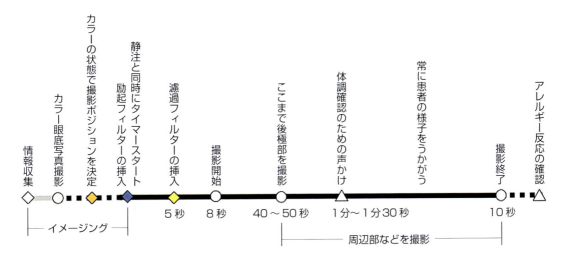

撮影の各時相

- 造影初期では，腕-網膜循環時間と網膜中心動脈から後期静脈相までの循環時間の2つを記録していく。
- 1つは，腕から網膜中心動脈までの循環時間，つまり，内頸動脈や眼動脈，短後毛様動脈や網膜中心動脈などの血流を調べることにより，造影ルートの閉塞や狭窄の有無を捉えていく。
- もう1つは眼球内の循環時間，つまり，網膜動脈相，網膜毛細血管相，初期静脈相，中期静脈相，後期静脈相の充盈状態を記録していく。
- 造影中期・後期では，主要病巣や後極部の定期的な撮影と，周辺部の色素漏出や無灌流領域，組織染，色素貯留を捉えていく（図5）。

図5　FAの各時相

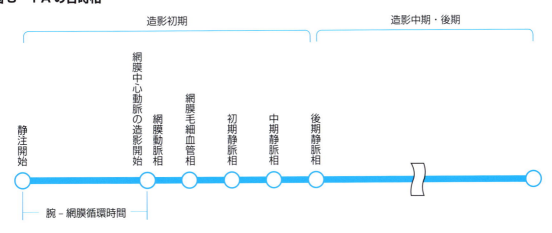

撮影ポイント・コツ

撮影のイメージング

- 冒頭にも述べたが，それぞれの疾患を撮影するには，撮影のイメージを作ることが大切となる。それには，眼循環の解剖と疾患の知識がある程度頭になければイメージすらできない。
- まずカラー眼底写真を撮影して，これまで集めた患者情報にカラー眼底撮影で得た情報を追加することから始める。
- 撮影は外部モニターで行うのではなく，接眼レンズを覗き可視光で行う。その時，患者は撮影者にたくさんの情報をもたらしてくれる。
- 例えば散瞳状態や羞明感，流涙量，閉瞼の強さ，瞬きの量，体勢の維持，額・顎の保持，開瞼のしやすさ，固視灯が見えるのか見えないのか，輻湊はどの程度入るのか，睫毛の長さ，検査の協力性，実際の眼底

図6 撮影光量の補正

FA前には必ずカラー眼底写真を撮影して左右の写真の明るさを同等にする。このダイヤル補正値をそのまま用いてFAを撮影する。この症例の場合，右眼は0で撮影し（①），左眼は+1で撮影することで（②），左右同じ明るさで撮影できる。

① 右眼

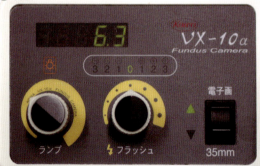

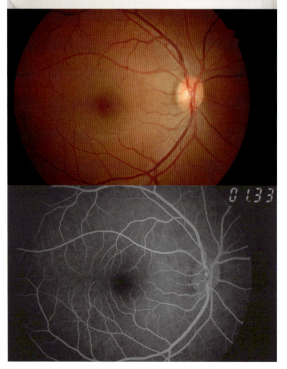

② 左眼

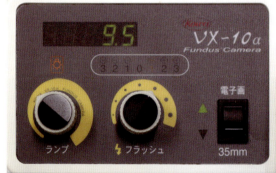

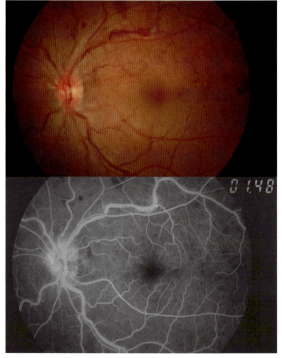

透見状態，所見の部位と程度，色の把握など簡単に思いつくだけでもこれだけある．
- それぞれ対処が必要だが，例を挙げれば，羞明は観察光量を下げて撮影を行い，閉瞼が強い場合は，せめて眼の力を抜いてもらうように協力してもらう．
- このように，疾患のイメージにカラー眼底撮影で得た多くの情報を追加し，イメージの構築を行っていく．

撮影光量の調整

- 次に，カラー眼底写真を確認して適正露出が得られているか，散瞳不良による影が入っていないか，左右眼は同等の明るさで撮影できているか確認する．
- 適正露出が得られていない場合は，撮影光量を増減して適正にする．
- 眼底写真に黒い影が入ってしまう場合は，散瞳不良であるため，小瞳孔モードを用いて再度カラー眼底写真を撮影する．
- また明るさに左右差がある場合にも，撮影光量を補正して左右ほぼ同じ露出にすることが大切である．
- カラー眼底写真で明るさに左右差がある場合，FAにおいても必ず左右差が生じるため，この作業は必ず行う．
- 左右の明るさを合わせた後は，その撮影光量の補正置を記憶し，FA時にその値を用いて検査を行う（図6）．
- IOL挿入眼や若年者では，カラー眼底撮影で用いた撮影光量よりも+1以上（機種や設定による）で撮影を行わないと，脈絡膜循環や初期像を逃してしまうことがある．
- 理由の1つとして，水晶体の自発蛍光がある．水晶体はFAの励起フィルターを用いた時に自発蛍光を発する．ただし，IOL挿入眼や若年者では自発蛍光を認めないかほとんど認めないため，有水晶体眼の患者よりFAが暗く写ってしまう．その対応策として撮影光量を上げて検査を行う必要がある（図7）．

図7　水晶体の自発蛍光画像とダイヤル補正

IOL挿入眼では，自発蛍光を認めないため，FAでは初期より撮影光量を+1〜+2程度補正した状態から撮影を開始する．

① 有水晶体眼の水晶体自然発光（70歳代）　　② IOL挿入眼の自然発光

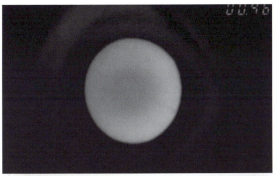
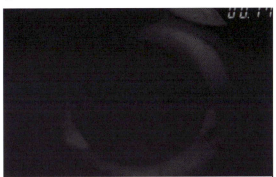
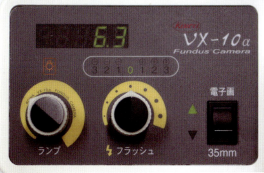
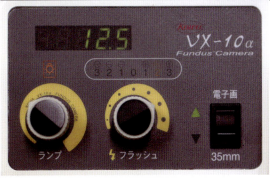

実際の撮影

中心性漿液性脈絡網膜症（図8）

- 造影初期の点状の蛍光漏出を見つける。レーザー光凝固などの治療を選択するために漏出点の位置や大きさを撮影する。
- その後は僚眼の撮影も行い，陳旧性病変などの有無を確認する。
- 造影後期まで定期的に病変部を撮影して，蛍光漏出の拡大程度や，漿液性網膜剥離部分への蛍光貯留を確認する。

図8　中心性漿液性脈絡網膜症

①カラー眼底写真で漿液性網膜剥離（SRD）が認められる（白矢印）。この内側に蛍光漏出点が存在するため，SRD部位がすべて収まるようなポジションで撮影を開始する。

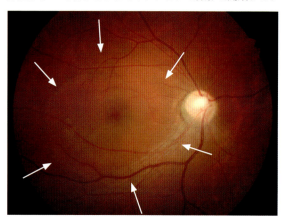

②造影開始19秒で小さな漏出点を認める（白矢印）。この小さな漏出点を捉えることがとても大切で，FA開始前にはしっかりピントを合わせておく必要がある。

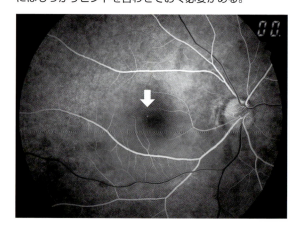

③1分14秒，9分55秒では蛍光漏出の拡大を認める。

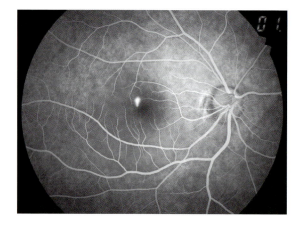

④9分55秒でSRDに一致した，蛍光貯留も確認できる（白矢印）。

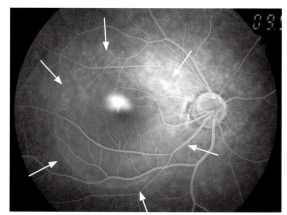

網膜動脈分枝閉塞症（図9）

- 腕−網膜循環時間と網膜内の充盈状態を調べていく。
- 後極だけでなく，周辺部の充盈状態も記録する。陳旧性の網膜静脈分枝閉塞を発症していることも多く，必ず僚眼も撮影してほかの疾患がないか確認を行う。
- 造影検査は，数回実施し血流改善の程度を調べていくことが多い。

図9　網膜動脈分枝閉塞症

①
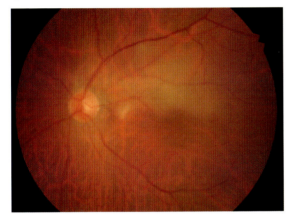

②造影開始17秒で脈絡膜血管と下耳側動脈の造影が始まる。
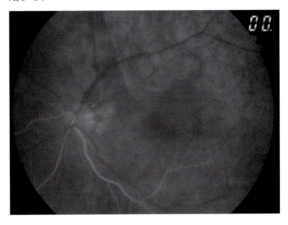

③23秒で，ようやく上耳側動脈の造影が開始される（白矢印）。
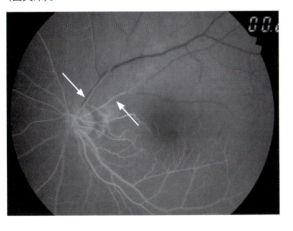

④1分8秒で後極全体の充盈が完了した。この後，周辺を撮影して充盈欠損部位がないか確認していく。網膜動脈閉塞では，腕−網膜循環時間と血管が充盈されていく様子や，充盈が完了する時間を記録することが大切。
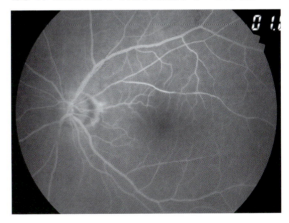

網膜静脈分枝閉塞症（図10～12）

- 網膜動脈分枝閉塞症と同様に，腕 - 網膜循環時間と網膜内の充盈時間を調べていく。異なる点は，無灌流領域を広範囲に記録していくことである。
- 広範囲に記録することで，レーザー光凝固の照射範囲の手助けとなる。また，2次的に新生血管から硝子体出血を生じる場合もあり，その場合，出血原因の検索も行う。
- 必ず僚眼も撮影を行い，陳旧性病変などを検索しながら検査を進めていく。
- 2回目以降の造影検査では，新たな病変やレーザー光凝固が粗な部分がないか確認しながら行う。

図10 網膜静脈分枝閉塞症（症例1）

①カラー眼底写真では，白線化血管が観察される（白矢印）。

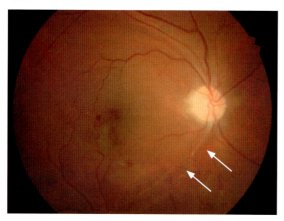

②この31秒の中期静脈相は網膜毛細血管が最も明瞭に観察できる（白囲い）。この時相で網膜毛細血管に拡張が認められた場合，囊胞様黄斑浮腫（CME）が疑われるが，この症例では認めない。

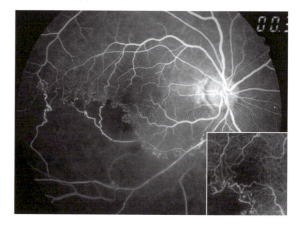

③腕 - 網膜循環時間が17秒であり，42秒で後極部全体が造影された。眼内の充盈には25秒かかったことがわかる。

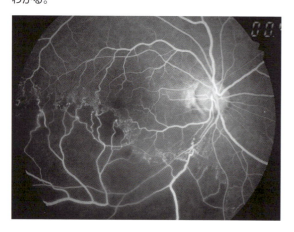

④造影後期の11分45秒の写真では，閉塞領域血管の組織染が確認できるが，これを認めた場合，その周囲には必ず無灌流領域の存在がある。黄斑部は予想どおり明らかなCMEは認めない。

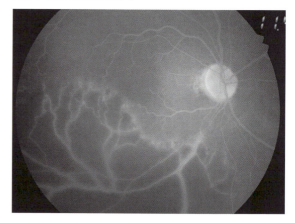

図11　図10と同一症例のパノラマ画像

網膜静脈分枝閉塞や網膜中心静脈閉塞では，無灌流領域を広範囲に捉えることが大切（星印）。この部位にレーザー光凝固を施行するため，閉塞部位をくまなく撮影する。赤矢印の写真は，下耳側静脈先端（白矢印）やその周囲が閉塞していないか確認のため撮影している。

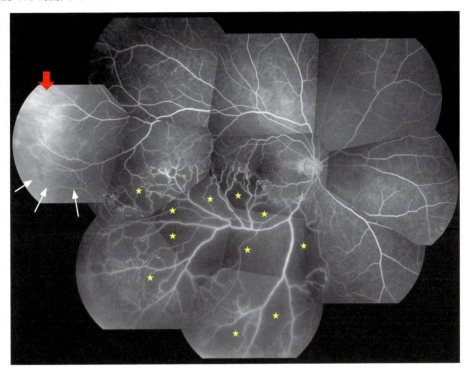

図12　網膜静脈分枝閉塞症（症例2）

閉塞領域を最周辺部まで撮影できるようにイメージして撮影する。この症例では，2時から6時まで広い範囲に無灌流領域を認める。下耳側静脈（白矢印）の走行に注意しながら撮影を行う。

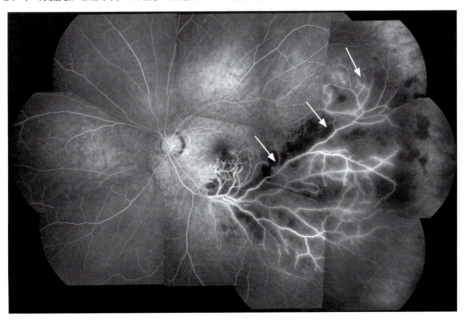

網膜中心静脈閉塞症（図13, 14）

- 網膜静脈分枝閉塞症と同様に検査を進めていく。
- ただし，撮影範囲をしっかりと意識しながら最周辺部まで記録することが大切である。
- 虚血性変化が強い場合は，眼底カメラの＋レンズを用いて前眼部を撮影する。これは，前眼部虚血による虹彩ルベオーシスの有無を記録するためである。

図13　網膜中心静脈閉塞症

撮影の基本は網膜静脈分枝閉塞と同様。網膜中心静脈閉塞では，虚血型なのか非虚血型なのかを検索することが大切となる。9方向のFAでは無灌流領域が周辺の一部（②，白矢印）にしか認められない。この写真では，非虚血型と判断されるかもしれない。

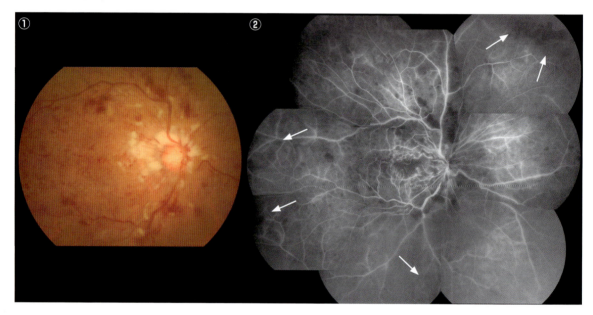

図14　図13と同一症例の18枚パノラマ画像

前図に最周辺部を追加したパノラマ画像。白矢印の外側がほぼすべて無灌流領域である。この写真だと虚血型と判断される。このように診断が変わる可能性もあるため，できるだけ周辺部まで記録することが大切である。

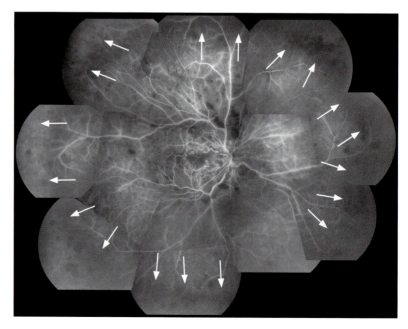

単純糖尿病網膜症（図15，16）

- 単純糖尿病網膜症は，視神経乳頭を中心に生じる網膜毛細血管瘤が主体であることが多く，それを意識しながら撮影を行う．網膜毛細血管瘤は硬性白斑の近傍に存在することが多いが，撮影に不安がある場合は，レッドフリー撮影を行い確認する．
- 撮影順は，撮影開始眼の後極を後期静脈相付近まで連続で撮影を行い，次に僚眼の後極を撮影する．
- 次に，撮影開始眼に戻り後極を撮影した後，周辺は上方から鼻側に向かい9方向の撮影を行う．僚眼も同様に撮影を行う．
- 注意点として，一見，単純糖尿病網膜症に見える症例でも前増殖や増殖糖尿病網膜症である場合もあり，撮影中に単純網膜症ではないことが判明したら，前増殖・増殖糖尿病網膜症の手技に切り替えて撮影を行う．

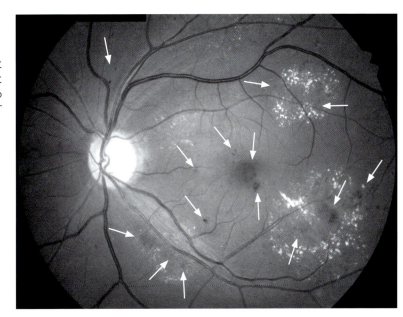

図15　単純糖尿病網膜症のレッドフリー画像

レッドフリー画像を取得することで，出血や毛細血管瘤の赤色を黒として明瞭に映しだすことができる（白矢印）．造影検査前に1枚撮影すると大いに手助けになる．

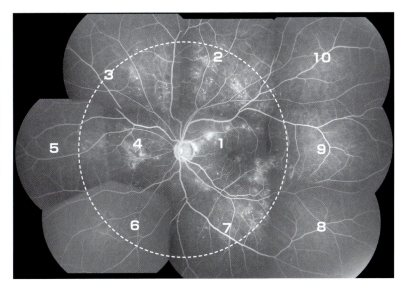

図16　図15と同一症例のパノラマ画像

視神経乳頭中心に網膜毛細血管瘤が生じることが多い（点線白丸）ため，1～10の順番に撮影を行う．このように撮影することで，透過性亢進により毛細血管瘤が不明瞭になる前にある程度撮影を終えることができる．この症例では10方向を撮影しているが，所見が網羅されていれば5番の写真は撮影しなくてもよい．

前増殖および増殖糖尿病網膜症（図17）

- この2つの病期では，単純糖尿病網膜症に加え軟性白斑や新生血管，それに伴う硝子体出血などの所見が追加されてくる。
- ここで大切なのは，カラー眼底写真を撮影した際に軟性白斑の存在を確認したら，虚血の存在を疑うことである。
- 腕−網膜循環時間や眼内の充盈，無灌流領域の存在を大きく意識しながら撮影を行う。
- 新生血管の存在があらかじめわかっているようであれば，造影初期の画像を取得した後，蛍光漏出により所見が見えなくなる前にその部位を優先に撮影することもある。

図17　増殖糖尿病網膜症

①

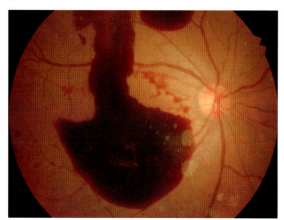

②両眼の造影初期を撮り終えた後，網膜前出血の原因が蛍光漏出により不明瞭になる前に撮影する。

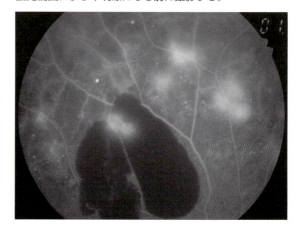

③その後は，9方向プラスαで無灌流領域を広範囲に捉えていく。

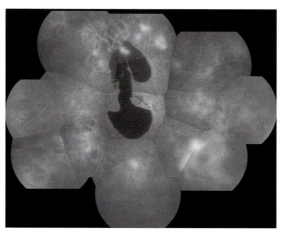

Vogt-小柳-原田病（図18）

- 造影初期では脈絡膜毛細管板の小葉単位での充盈遅延が特徴的であるためその所見を記録する。
- 脈絡膜の充盈が完了したあたりからSRD内に点状の蛍光漏出が生じてくるため，その所見を確認した後，僚眼の後極の撮影を行う。
- 撮影開始眼に戻り後極を撮影した後は，脈絡膜の充盈遅延の有無や，SRDの範囲を検索しながら周辺部8方向を追加していく。
- 両眼性が多いため，造影初期の撮影が完了したら，両眼同様に検査を進めていく。
- 8〜10分の造影後期で，先に確認したSRDが広範囲ならば9方向，狭ければ5方向の撮影を行い，蛍光貯留の程度を記録する。
- 注意点としては，視力が比較的よくても外部固視灯が見えない場合が多々あるため，造影検査前には外部固視灯が追従できるか確認してから検査に臨む。

図18 Vogt-小柳-原田病

①

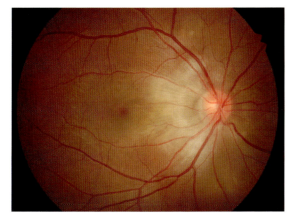

② 23秒の写真では，脈絡膜毛細管板レベルの点状充盈遅延が認められる（白矢印）。

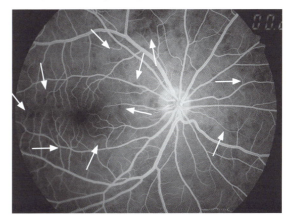

③ 充盈遅延が認められなくなる付近よりSRD内に点状の蛍光漏出が生じてくる（赤矢印）。この漏出点が拡大しSRD内に貯留してくる。

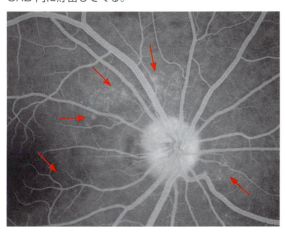

④ 造影開始8〜10分で5〜9方向の撮影を行い，漿液性網膜剥離の範囲を記録する。通常インドシアニングリーンとともに検査を行うことが多い。

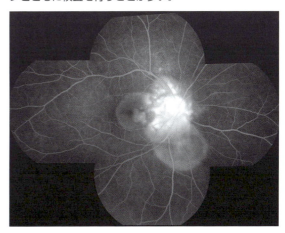

Behçet 病 （図 19, 20）

- Behçet 病ではさまざまな造影所見が存在するため，あらゆる病態に注意しながら撮影を行う。
- 造影初期では，黄斑部の網膜毛細血管の拡張や中心窩無血管領域の拡大，視神経乳頭の浮腫や血管の拡張を捉えていく。出血が確認できる場合は，近傍にある網膜血管閉塞の所見を記録していく。
- 造影初期を撮り終えたら，やはり僚眼を撮影して同様な所見の有無を検索する。
- 撮影開始眼に戻り後極を撮影した後は，周辺部を撮影していくが，周辺部を1枚撮影して羊歯の葉状の蛍光漏出などの所見が見当たらない場合は，造影開始3分まで休憩した後，再度後極を撮影して周辺部撮影を開始する。

図 19　Behçet 病（症例 1）

①カラー眼底写真で黄斑部に CME が確認できる。この時点で，黄斑部の毛細血管拡張と周辺部網膜の蛍光漏出が疑える。

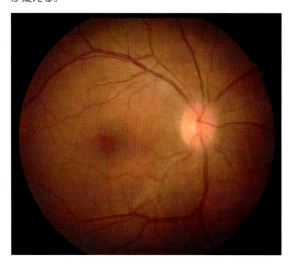

②FA31秒では中心窩付近の網膜毛細血管拡張がみられ，早期に蛍光漏出も確認できる。

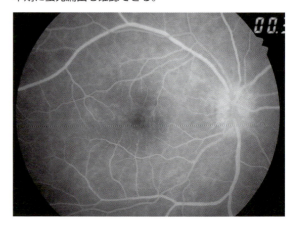

③1分46秒では，Behçet 病に特有な羊歯の葉状の蛍光漏出が観察される。

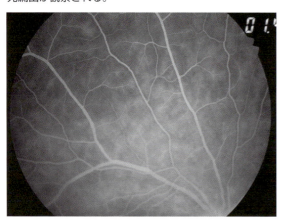

④造影後期では，明らかな CME とびまん性の蛍光漏出が後極で確認され，網膜全体に浮腫が及んでいることがわかる。ぶどう膜炎では視神経乳頭の過蛍光も特徴である。

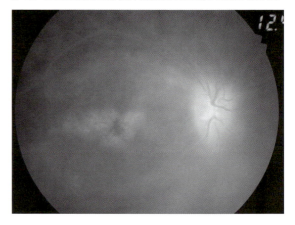

- あまり早期に周辺部の撮影を開始すると網膜血管炎の所見を撮り損ねる結果となるため，必ず血管炎の所見が生じているかを確認した後に周辺部の撮影を開始することが一番のポイントとなる。
- 必ず僚眼も同様に撮影を行う。
- Behçet 病では，周辺網膜に無灌流領域が生じることも多々ある。周辺を撮影する場合は，そのことも考慮に入れ，撮影中に無灌流領域を発見したら，その部分を広範囲に撮影することも重要である。

サルコイドーシス
- Behçet 病と同様に検査を進める。

図 20　Behçet 病（症例 2）

①通常 9 方向の撮影で検査を終えることが多い。

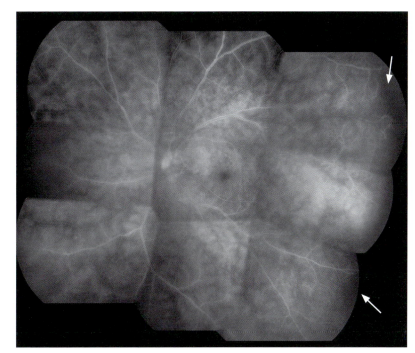

②しかし，Behçet 病やサルコイドーシスでは，無灌流領域を生じることも多々ある。9 方向撮影中に無灌流領域の存在に気がついたら（①，白矢印），さらに周辺部を追加する（②）。

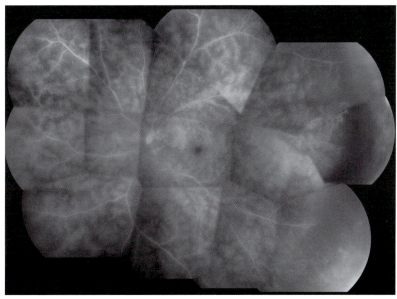

虚血性視神経症（図21）

- この疾患が疑わる場合，黄斑部を中心にして撮影するのではなく鼻側が多く写るように固視誘導して撮影を開始する。
- 視神経乳頭耳側の脈絡膜循環遅延が特徴であるため，必ずその所見を逃さないように初期から1秒間隔で撮影を行うとよい。
- 脈絡膜の充盈は遅延であるため，同じ部位を充盈が完了するまで撮影する。そうすることで2回目以降の検査で充盈時間を比較検討することができる。
- 念のため僚眼と周辺4方向の撮影を行い，造影後期まで定期的に後極を撮影し視神経乳頭の状態を記録していく。

図21　虚血性視神経症

①カラー眼底写真で若干の乳頭浮腫が見られる。

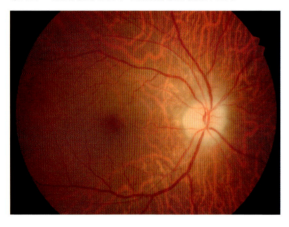

②造影検査では，視神経乳頭鼻側が多く写るように撮影を開始する（白矢印）。19秒は網膜動脈相の画像で，視神経乳頭耳側の脈絡膜が暗く写っている。健常眼でも，3～4秒程度は遅延することがあるため，この時点で充盈遅延の判断はできない。

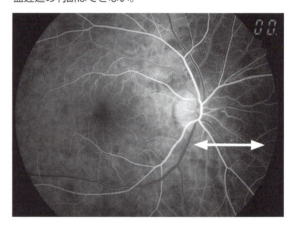

③30秒では前画像と比較してもほとんど変化はなく，充盈遅延と判断できる。

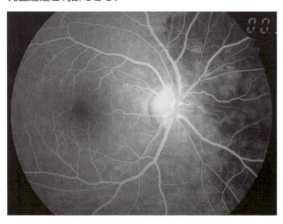

④ようやく，2分17秒で後極部の脈絡膜充盈が完了した。視神経乳頭は浮腫部分を含め過蛍光となっている。

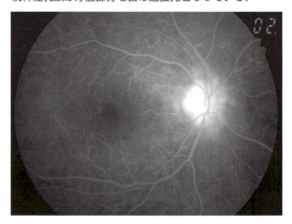

機器のメンテナンス

- FA撮影中についた涙液はフルオレセインが混入していることがある。そのまま次の患者を検査してしまうと、レンズに付着したフルオレセインが蛍光を発してあたかも異常所見に見えてしまうことがあるため、涙液が付着した場合は速やかにクリーニングする。
- ストロボランプの劣化について紙面で書かれることはないが、FAを行ううえでは非常に重要なメンテナンスの1つである。カラー眼底写真の時に感じることはほとんどないが、FA撮影時に観察光量を上げても眼底が見えにくいと思ったことはないだろうか。
- もちろん症例にもよるが、多くの場合、ストロボランプの劣化が原因である。3カ月から半年に1度は確認して、高度な劣化が認められたら交換する。
- 劣化したストロボランプは眼底の視認性が悪くなるだけでなく、撮影光量も低下する（図22）。交換の目安は、各メーカーの取扱説明書では、5,000発から10,000発と明記されている。交換方法は各機器の取扱説明書を参照すること。

図22 ストロボランプの劣化

眼底カメラはストロボランプの後方に観察光が配置されているため、ストロボランプに混濁が生じると眼底を照明する光が減弱して眼底の視認性が低下する。

① 新品のストロボランプ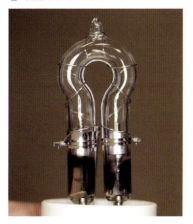

② 交換時期のストロボランプ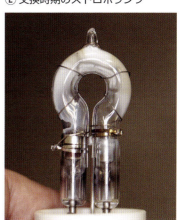

伝えたい一言！

- 蛍光眼底造影検査では、カラー眼底撮影とは異なり、ある程度どのような所見が生じるのかを知っておく必要がある。それによりどこにピントを合わせ、どのポジションから撮影すればよいのかが自ずと見えてくる。
- ここに示したものは一部の疾患にすぎないが、同じ疾患でもそれぞれ撮影方法は異なるため撮影中は、造影所見に眼を凝らして最善のものを選択しながら撮影を行う。
- またアナフィラキシーショックなど、患者の体調を常に観察しながら検査を行うことも忘れてはならない。
- 早期発見・早期対処が最も大切で、患者の行動に何か異変を感じたらすぐに検査を中断する勇気も必要である。

文献

1) 松井瑞夫：螢光眼底造影読影の基礎事項.蛍光眼底アトラス（松井瑞夫編），南山堂，1979，1-24．
2) 竹田宗泰：診断フローチャート.眼底造影写真の読み方（本田孔士，編）.眼科診療プラクティス6，文光堂，1993，8-23．
3) 水澤 剛，ほか：蛍光眼底造影の結果を見てみよう！：フルオレセイン蛍光眼底造影編.眼科ケア，メディカ出版，2013，15(12)，1171-1190．
4) 水澤 剛：糖尿病網膜症の画像の撮り方とそのコツ.日本糖尿病眼学会誌,2015，Vol.20，65-68．
5) 日本眼科学会：眼底血管造影実施基準（改訂版）.日本眼科学会雑誌，2011，115(1)，67-75．
6) 出口達也，ほか："蛍光眼底造影①基本原理と検査の進め方".眼科写真撮影A to Z，（木下茂ほか監修），リブロ・サイエンス，2016，122-130．
7) 佐藤武雄："蛍光眼底造影②読影の基本と撮影の実際".眼科写真撮影A to Z，（木下茂ほか監修），リブロ・サイエンス，2016，131-157．

2 撮影の実際／蛍光眼底造影
眼底カメラ（IA）

IA について
- IA は使用波長が近赤外領域にあり，FA では検出が困難な網膜色素上皮下に存在する脈絡膜血管病変の評価が可能である。
- 自覚症状，視力，OCT，自発蛍光，Amsler チャート，眼科医のカルテ所見（事前打ち合わせ），直前のカラー写真と FA の結果を参考にしながら，どのような所見（過蛍光・低蛍光・異常血管）画像が撮影されるのか，予測しながら行うことで，重要所見の撮り逃しやピント調整のミスといった問題を回避できる。
- 最近はデジタル画像であるため，撮影画像のコントラストについては，撮影後に調整が可能である。
- 最後に IA が診断に有用な脈絡膜疾患の代表症例として，ポリープ状脈絡膜血管症（PCV）の症例を挙げ，他の検査結果や FA 画像と合わせて，診断に有用な IA 画像の撮影テクニックについて述べる。

使用薬剤
- オフサグリーン静注用 25mg［インドシアニングリーン（ICG）］。

禁忌
- ICG に過敏症をもつ患者，ヨード過敏症のある患者（ヨウ素を含有しているため）。

投与量
- 成人には 25mg を注射用蒸留水 2mL に溶解し，通常肘静脈より注射する。
- 検査中の気分不良とショックへの対応は FA に準ずるので p.60，「蛍光眼底造影／眼底カメラ（FA）」を参照いただきたい。

使用機器
- 本項では kowa VX-10i で解説，各スイッチと機能は FA に準ずるので p.60，「蛍光眼底造影／眼底カメラ（FA）」を参照いただきたい。

検査前説明
- ICG が注入されてから 1 分前後までは急速に造影所見が変化するため，患者には，「FA ほど眩しくないが，この 1 分前後まで連続撮影が行われる」ことを説明するのが最も大切である。
- 患者には，「瞬きを我慢するのは造影初期である」ことを予め把握してもらうことが大切である。

> **Point！**
>
> **造影初期，連続撮影中の瞬目タイミング**
> - ドライアイ気味または瞬目の多い患者は，1 枚撮影後に瞬き，1 枚撮影後に瞬き，を繰り返すとよい。
> - 通常の患者は，数枚連続撮影後に瞬き，数枚連続撮影後に瞬き，を繰り返すとよい。

検査テクニック

ピント合わせ
- 多くの場合，カラー写真と FA の後に IA を行うが，この状態では網膜血管にピントが合っており，眼底カメラ型の場合は ICG を静脈注射する前に，ピントを脈絡膜側へわずかに移動させておくことがポイントとなる。

スイッチ操作
- ICG 静注と同時にタイマー（図 1-②黄矢印）と蛍光フィルター ON（図 1-②青矢印）にする。

撮影開始のタイミング
- ICG 静脈注射後 5 〜 10 秒後から撮影開始。
- 造影早期，脈絡膜動脈相から撮影するためには，造影が始まる前の暗い状態から撮影を開始する。

造影の時相
- 造影早期（脈絡膜動脈相→脈絡膜動静脈相→脈絡膜静脈相）から造影後期（消退相）へと変化していく。
- 特に造影早期（静脈注射後から 1 分前後まで）は急激に所見が変化するので，この間は 1 〜 2 秒間隔で連続撮影が必要である。連続撮影することで，ピントの微調整も同時に行える。

Point !

撮影光量（フラッシュ光量）調整のテクニック

- ICG の弱い蛍光を捉えるために，造影開始時は撮影光量を Max にしておく必要があるが，造影初期〜 1 分前後は急速に造影が進み，光量オーバーで部分的に白飛びする画像が撮影されるようになる。そこで白飛びを抑えるように撮影光量（図 1-①赤矢印）を下げる。その後は白飛びが出ない程度の明るさを保てるよう撮影光量を調整する。
- 全体的に暗くなり始めたら，画像全体が明るくコントラストのついた画像を維持できるように，撮影光量を上げていく。
- 撮影光量の調整について，実際の撮影画像（図 2）で確認する。

図 1　kowa VX-10i のスイッチパネル
①観察光量調整ダイアル（緑矢印），撮影光量調整ダイアル（赤矢印）
②造影タイマーボタン（黄矢印），フィルターボタン（青矢印）

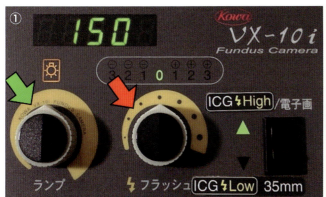 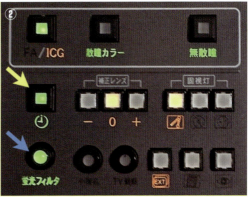

図2 実際のIA撮影画像と撮影光量の選択

① 13秒，撮影光量＋3。造影初期の脈絡膜動脈相。

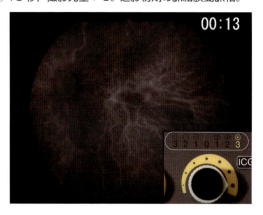

② 14秒，撮影光量＋3。さらに明るくなる脈絡膜動静脈相。造影初期は急速に所見が変化することがわかる。

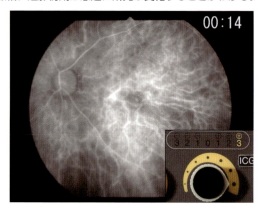

③ 18秒，撮影光量＋3。造影初期の脈絡膜動静脈相〜脈絡膜静脈相で，さらに蛍光が強くなり，赤矢印のように白飛びを起こし脈絡膜血管が融合したように見えるため，撮影光量を0へ下げ次の撮影を行う。

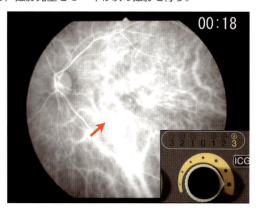

④ 20秒，撮影光量0。撮影光量を下げ白飛びを回避すると血管の輪郭が明瞭になる（青矢印）。まだ白飛びするようであればさらに撮影光量を下げる。

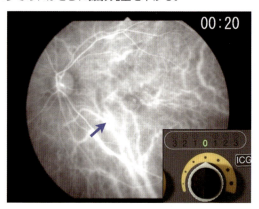

⑤ 21秒，撮影光量0。1〜2分までは蛍光が強くなるため，撮影光量0で撮影していても白飛び（赤矢印）が起こる場合は，さらに撮影光量を下げる必要がある。

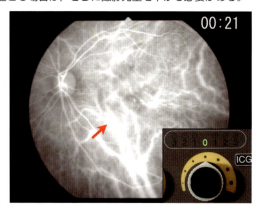

⑥ 24秒，撮影光量−1。撮影光量を下げても青矢印の脈絡膜静脈の蛍光がやや強いが，これ以上撮影光量を下げると他の部位が暗くなるので，白飛びは抑えながら満遍なく脈絡膜血管が染まる撮影光量を選択する。

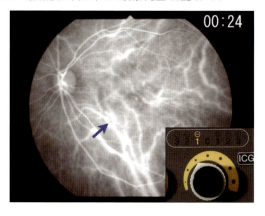

⑦ 1分4秒，撮影光量−1。全体的に落ち着いた脈絡膜血管の造影ができている（過蛍光があれば強調される程度）。

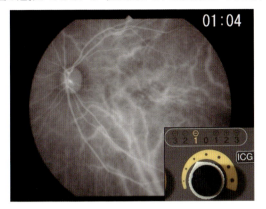

⑧ 1分28秒，撮影光量0。全体的に暗くなり始める。少しずつ蛍光色素が脈絡膜から消失してきている。

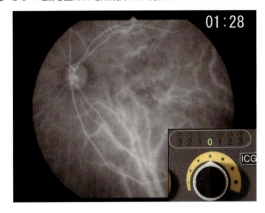

⑨ 3分16秒，撮影光量＋1。少しずつ蛍光色素が脈絡膜から消失してきている。これ以上暗くなると所見がわかりづらくなるため，ここからは撮影光量を上げていく。

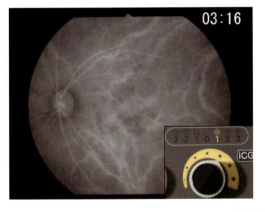

⑩ 5分14秒，撮影光量＋2。次は撮影光量を上げる。

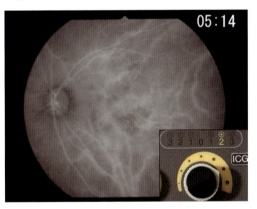

⑪ 7分25秒，撮影光量＋3。撮影光量Maxで撮影後期まで3分間隔で撮影続行する。

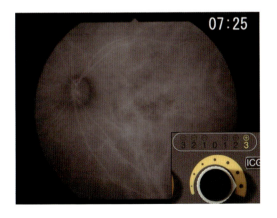

⑫ 14分43秒，撮影光量＋3。ICG静脈注射15～20分後，造影後期の消退期では脈絡膜血管内のICGはほぼ消失している。視神経乳頭は低蛍光を示すようになる（赤矢印）。

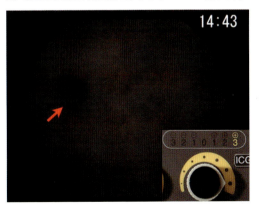

撮影終了のタイミング

- 造影後期に過蛍光が検出されることもあるため，ICGの消失期（15～20分）まで撮影する。

検査キーワード

- IAは後期までしっかりと撮影する！

撮影画像が暗く脈絡膜血管が不明瞭な場合の画像処理

- 脈絡膜血管が暗く見にくい場合は補正可能（図3-①，②）。
- しかし脈絡膜血管が過度に明るい（白飛び）場合は補正が難しい（図3-③，④）。

図3　撮影後の画像補正

①造影早期の撮影光量が足りず脈絡膜血管が暗くなった場合。

②撮影後の画像（jpeg）を選択してファイリングシステム内の画像処理プログラムを使用し，コントラストや露出を微調整すると，脈絡膜血管が明るく見えるような補正が可能である。

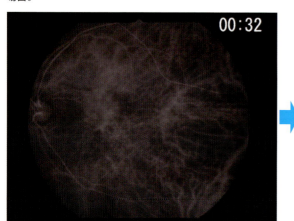
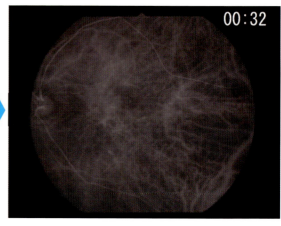

③白飛び（赤矢印）して脈絡膜血管の輪郭が不明瞭になった場合。

④②と同様に画像処理しても全体が暗くなり，白飛びはあまり改善されない。つまり撮影時にできるだけ白飛びしないような，撮影光量の微調整が必要であることがわかる。

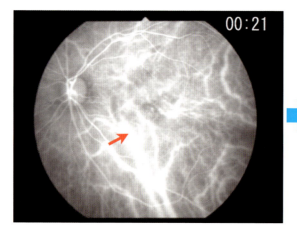
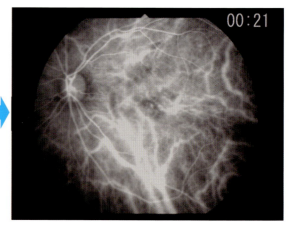

異常所見

- 過蛍光→周囲より蛍光が明るい所見で，貯留（pooling），組織染（staining），脈絡膜血管の透過性亢進などがある。
- 低蛍光→周囲より蛍光が暗い所見で，蛍光遮断（block），充盈遅延，充盈欠損などがある。
- 形態異常→PCVの異常血管網（BVN）とポリープ状病巣。

代表症例

- PCVについて，図4～6にて，他の検査所見から予測しながら行う，IAのポイントを確認する。
- カメラ型でもポリープ状病巣は比較的鮮明に撮影可能であるが，時間経過とともに蛍光が拡大するため，造影初期のポリープ状病巣が写る撮影テクニックが必要になる。造影初期のピントの微調整が，重要所見を含む画像を撮影するポイントになる。
- また出血を伴った網膜色素上皮剥離（PED）内または辺縁のポリープ状病巣は明瞭に写らないこともある。
- 他の所見や眼科医とのディスカッションで，予測される病巣の範囲を意識して撮影に臨むことが大切である。

図4 70歳，男性，左PCV（左眼）

① Amslerチャート。右下に変視症を認める（赤矢印）。視界の中心から右下にかけて歪みを自覚。
② OCT網膜厚マップ。中心窩の上耳側に腫れを認め，Amslerチャートの変視症の位置と対応している。
③ RPEマップ。同じく中心窩の上耳側に網膜色素上皮（RPE）の隆起を認める（水色矢印），つまり脈絡膜の病変を示唆している。
④ OCT。RPEマップを参考に，中心窩の上耳側の隆起部分を横切るOCT断層撮影を行うと，緑矢印で示すPEDの内部にポリープ状病巣(黄色矢印)を示唆する高反射を確認することができる。RPEの不整も確認することができる(赤で示す範囲)。

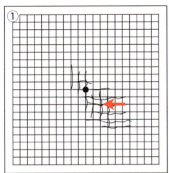
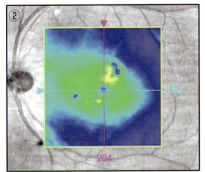
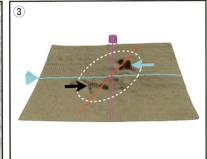
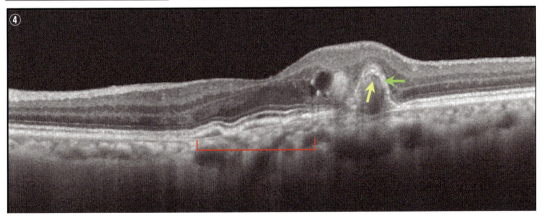

図5 図4と同一症例のカラー写真, OCTA, FA

①カラー眼底写真。図4-③のRPEマップの隆起部位ならびに図4-④のOCT断層画像のPEDと一致して橙赤色隆起病巣（青矢印）が確認できる。

②OCTAのflow画像。PED内の血流（青矢印）が確認できる。赤丸は中心窩の位置を示す。

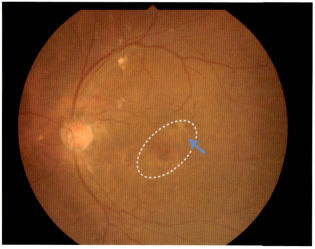
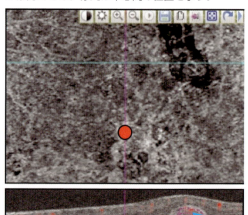

③FA。ポリープ状病巣の過蛍光（緑矢印）が確認できる。
FAの後, 次に行うIAで着目すべきポイントは, 白点線で囲んだ範囲になんらかの所見が現れることを予測しながら, ピント調整や撮影部位の目標を定めておくことが重要である。

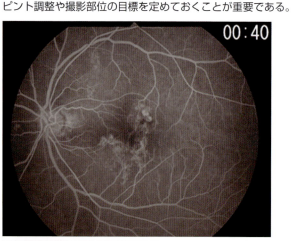
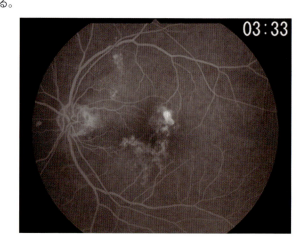
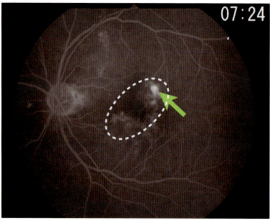

図6 図4と同一症例のIA

Amslerチャートや RPE マップや OCT や FA から，中心窩の上耳側にポリープ病巣と中心窩の下鼻側に BVN の存在が示唆された。そこで IA を行う際には，カラー写真と FA の白点線で囲んだ範囲に重要な所見が現れることを意識して撮影を開始する。

① 33秒。ポリープ状病巣を認める（赤矢印）。このときにピントを前後に微調整することで，眼底カメラ型でもポリープ状病巣のエッジを明瞭に撮影できる。

ただし時間経過で過蛍光点は拡大（③5分28秒の青矢印）するため造影初期で確実に撮影しておく必要がある。

また，BVN も予測した（中心窩の下鼻側，①黄矢印）部位で早期から確認できる。そして時間経過とともに面状の過蛍光（③緑矢印）となる。

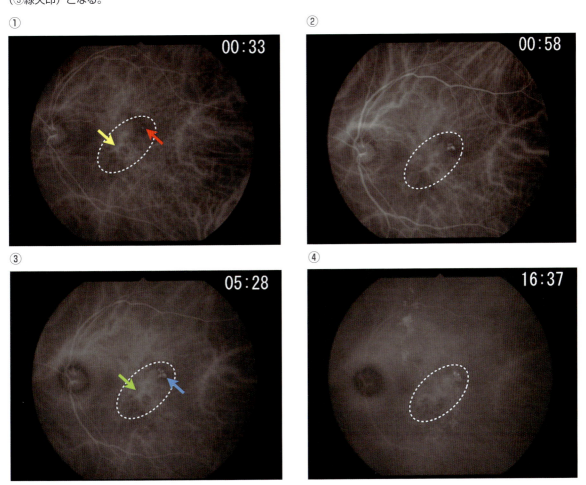

❷ 撮影の実際／蛍光眼底造影
走査レーザー検眼鏡（HRA2：FA, IA）

機器の概要

- Heidelberg engineering 社よりリリースをされている HRA2（図1）は，走査レーザー検眼鏡で，網膜，脈絡膜の血管構造を細部にわたり高解像度の画像を得ることができる検査機器である。
- HRA2 は，FA と IA 画像の同時撮影および同時表示が可能である（図2）。撮影時の注意点など共通部分が存在するため，本項は FA，IA を総じて述べる。

図1　HRA2 の外観
レーザー光源の波長や内部フィルターを変化させることで，1 台で FA や IA，FAF，IR，BR を撮影することができる。

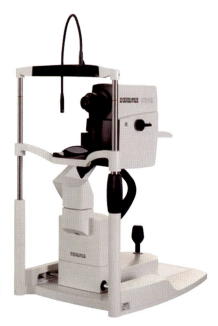

図2　ポリープ状脈絡膜血管症の同時蛍光造影画像
HRA2 では FA と IA の同時撮影が可能である。同じ時間で撮影をされた画像を比較して観察をすることができる。

① FA 画像

② IA 画像

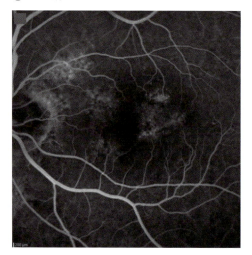
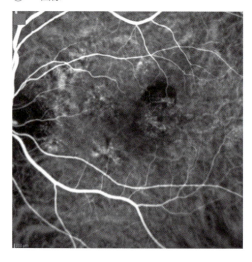

撮影手順の説明

患者を検査台の前に移動
- 造影剤を注入するためのルートを確保した後，注射針に注意をしながら検査台の前に移動をさせる。
- この際，撮影者は移動の補助を行う。

顎台の高さ調整を行う
- チンレスト上下移動ノブ（図3-①-ⓐ）を回転させてチンレスト（図3-①-ⓑ）を上下し，適切な顎台の高さに調整をする。

ヘッドバンドの装着
- ヘッドバンドがある場合は，患者の顔が動かぬようバンドで固定をする（図3-②）。
- 撮影中の少しの動きが画像（動画）に大きく影響をするため，一定位置での固定を促す必要がある。
- ヘッドバンドが機器に付属されていない場合は，別売で購入をすることができる。

レーザーの始動（ON）
- コントロールパネル（図3-①-ⓔ）のレーザーON / OFFボタンを押しレーザーを始動させる。
- レーザーを始動させると機器から"キーン"という高音が発せられ，不快に感じる患者がいるため，あらかじめレーザー音について説明を加えておくとよい。

眼底へのレーザー照射
- コントロールパネルにて撮影モードの「IR」を選択し，ジョイスティック（図3-①-ⓒ）を操作し対物レンズ（図3-①-ⓓ）を患者の眼前に近づけ，眼底へのレーザー照射を行う。
- 眼底画像の四隅にしっかりとレーザーが入射されるよう適切な撮影距離を保つ（図4-①②）。
- この際，検査眼と対物レンズが接触をしないように注意をする。

図3　HRA2の撮影方法

① 撮影の手順

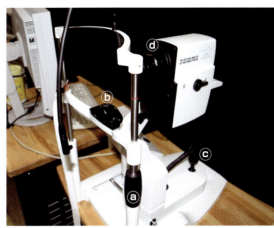

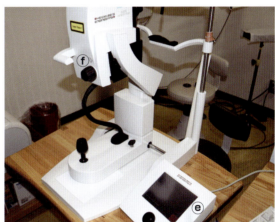

② 頭部をバンドで固定している様子

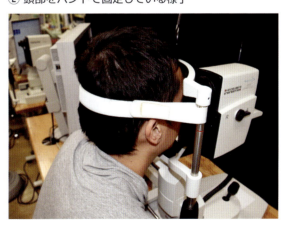

- これを避けるためには，撮影者は患者の眼を挙上する目的で軽く片手で触れておき（検者の指を軽くあてがえる程度），対物レンズとの距離を感覚的に測りながら患者の眼に接触するのを避けるとよい（図4-③）。

焦点の調整
- 眼底にレーザーを入射した後に，フォーカスノブ（図3-①-ⓕ）を用いて焦点を合わせる（図5）。

造影剤注入前の事前撮影
- HRA2 ではコントロールパネル（図3-①-ⓔ）の操作により，内部の光源波長（488nm，785nm，817nm）を瞬時に変化させて複数の撮影モードを選択することができる。そのため，血管造影剤を用いた蛍光画像以外にも，ブルーレーザーや，赤外線による眼底自発蛍光を得ることができる。
- 眼底自発蛍光は血管造影剤を注入した後では撮像をすることができないため，必要に応じて事前に撮影をしておく。
- なお，ブルーレーザーによる眼底自発蛍光撮影の際，患者は強い羞明を自覚する。そのため，あらかじめ眩しくなることを伝えておく必要がある。

血管造影剤の注入開始
- 造影剤を注入する前に，あらかじめ FA と IA を同時に撮影を行うのか，FA，IA をそれぞれ単独で撮影を行うのかを確認をしておく。

FA，IA 同時撮影の場合
① コントロールパネルにて撮影モード「FA + ICGA」を選択する。この際，眼底確認用に設けられた付属モニターに出力される眼底像は暗いため，眼内へのレーザー照射の位置や，焦点を確認することが困難である。そのため，あらかじめ「IR」で照射位置，焦点を合わせた後に撮影モードを「FA + ICGA」に切り替えるとよい。
② 血管造影剤注入開始と同時にコントロールパネルの「Inj.」ボタンを押し，タイマーを起動させる。注入開始後，気分不良などが生じていないか，患者の状態を必ず確認をする。

図4　撮影距離を保つことが大切
① 不適切な撮影距離で撮影された画像

測定眼と対物レンズの距離が離れているため，眼底全体に正しくレーザーが入射をされていない。

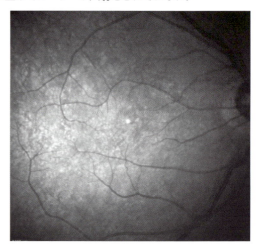

② 適切な撮影距離で撮影された画像

①と比較をして，眼底画像の四隅までレーザーが均一に入射をされている。

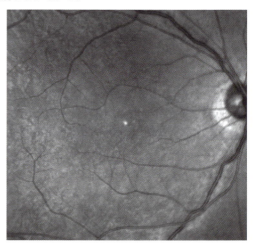

③ 撮影者は片手で患者の眼瞼挙上をしながら，検査顔と対物レンズの接触を避けるため感覚的に撮影距離を測る。

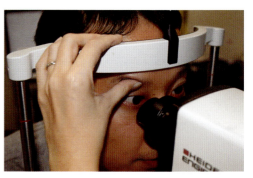

③血管造影剤注入の後に「ACQUIRE」ボタンを押し撮影を行う。撮影を行うタイミングは施設ごとに詳細なプロトコルは異なるが，1分，3分，5分，10分，20分など診察医と相談をしながら必要なタイミングでの画像取得を行う。
④「FA + ICGA」の同時撮影では，焦点が合う位置がそれぞれ異なるため，FAとICGAの各画像の"中間"に焦点をあわせるイメージで撮影を行う

とよい。撮影手技に慣れ，余裕をもって検査を行うことができるようになれば，フォーカスノブ（図3-①-ⓕ）を用いてFA側，ICGA側，FAとICGAの"中間"など，自由自在に焦点を変化させて撮影を行うことが可能になる。

FA，IA単独撮影の場合

①FAおよびIAのいずれからでも撮影可能であるが，FAと比較をしてIAが長時間（20分）観察を行うことが多いため，IAの撮影を先に開始し，合間でFAの撮影を行うと段取りよく検査を行うことができることがある。どちらを先に注入するのかをあらかじめ診察医と相談，決定した後に注入を開始する。
②血管造影剤注入開始と同時にコントロールパネルの「Inj.」ボタンを押しタイマーを起動させる。注入開始後，気分不良などが生じていないか患者の状態を必ず確認をする。
③血管造影剤注入の後に「ACQUIRE」ボタンを押し撮影を行う。撮影を行うタイミングは診察医と相談をしながら必要なタイミングでの画像取得を行う。

OCTの同時撮影

- HRA2シリーズにはHRAとスペクトラルドメインOCTを融合させた「HRA + OCT」の設定がある。
- OCTの撮影が可能な機種の場合は，アンギオグラフィー観察画像上で選択した部位のOCT同時撮影を行う。

患者の状態確認

- すべての撮影を終えた後，患者の状態を確認し，気分不良などを生じていない場合はルートの抜針を行う。
- 患者の状態に不安を感じる場合は，念のためしばらくルートを確保したままにしておき，体調が安定してから抜針を行うようにする。

図5　焦点の調節
① 不適切な焦点画像

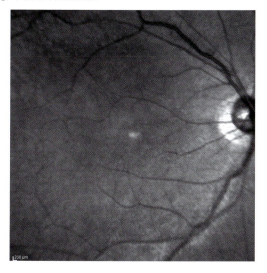

② 適切な焦点画像
①と同一症例。各血管の走行をより明確に描写された画像となっている。

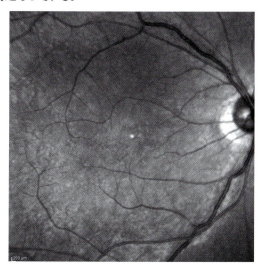

動画撮影時の注意点

- HRA2 は最大 16 フレーム / 秒の動画撮影が可能である。
- 造影初期の血管流入は蛍光眼底造影検査において循環状態を把握するうえで重要な撮影期となるため、動画で記録をすることで所見の取りこぼしを防ぐことができる。
- 動画撮影のポイントは，刻一刻と変化をする造影剤流入後の眼底変化を，コントロールパネル（図 6-①）の感度調整ダイヤル（図 6-②）を操作して適切な一定の明るさとコントラストで撮影をすることである。
- 感度調整ダイヤル操作の注意点については図 6-①に示す。
- 適切なコントラストは，血管および病変部が白とび（図 7）せず，血管壁の境界がはっきりとした状態である（図 8）。
- 適切なコントラストを維持するためには，コントロールパネルのレーザー強度を 75％ 以上（FA の場合は 100％ で固定）に設定を行った後に造影剤の注入を開始する。
- 注入直後の画像は旺盛な白とびを起こす傾向にあるため，感度調整ダイヤルを用いて「白とびを起こす一歩手前のコントラスト」をイメージして減弱の方向へ調整を行う（図 6-①）。
- その後は，コントラスト低下の方向に画像が変化をするため，感度調整ダイヤルを増強の方向へ調整を行う（図 6-②）。

図 6　動画撮影の注意点

① HRA2 のコントロールパネル

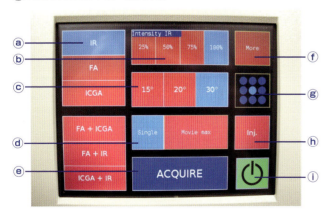

② 感度調整ダイヤルを用いた操作

感度を減弱させるときは時計回しにダイヤルを操作する。増強させるときは反時計回りに操作をする。

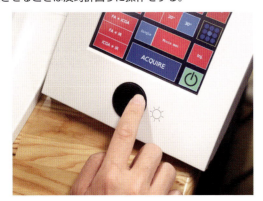

ⓐ撮影モードの選択：複数の異なる撮影モードを選択することができる。パネルに表示をされる撮影モードは，IR，BR，FA，IA など。上記モードを組み合わせた同時撮影モードの選択も可能（例：FA + IA など）。

ⓑレーザー強度の調整：撮影画像が白とびをしている場合などに，強度を変更することができる。「25 %」，「50 %」，「75 %」，または「100 %」のいずれかを選択可能。

ⓒ画角の調整：画角 30°，20°，および 15°の画角から選択をすることができる。

ⓓ撮影手法の選択：静止画，動画，ステレオ撮影から選択をすることができる。動画では最大 60 秒までの撮影時間を設定することができる。

ⓔ画像の撮影"ACQUIRE"：焦点やコントラストを調整した後に，画像を撮影する際に撮影ボタン「ACQUIRE」を押す。

ⓕ追加の設定：画像解像度の選択や，明るさ調整の手法（手動または自動），近視補正レンズの選択などを設定することができる。

ⓖ固視灯位置の調整：内部固視灯の位置調整を行うことができる。黄斑部を撮影するための中央点灯以外にも，周辺網膜を撮影するために上下左右 8 方向に内部固視灯を移動させて撮影をすることができる。さらに内部視標の視認が困難な症例の場合は内部から外部固視灯に切り替えることができ，健眼での固視誘導を促すことができる。

ⓗインジェクションタイマー"Inj."：造影剤注入開始と同時にインジェクションタイマーを押すことで，タイマーが起動をして撮影時間を記録することができる。造影剤注入時にはタイマーを起動させることを忘れないように注意をする必要がある。

ⓘレーザーの ON・OFF：レーザーを ON にすることで，カメラが起動をしてすべての撮影が開始をされる。

図 7　不適切な感度で撮影された同時蛍光造影画像

撮影感度が高く，特に IA の画像に白とびが生じており，所見の読影が困難な画像となっている。

① FA 画像

② IA 画像

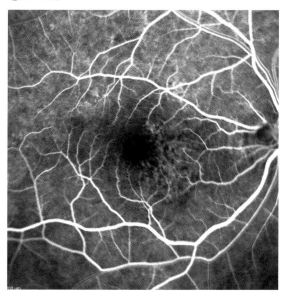
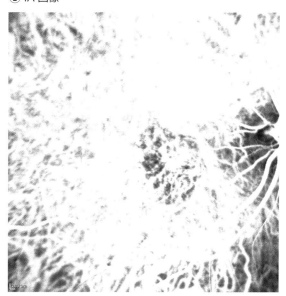

図 8　適切な感度で撮影された同時蛍光造影画像

図 7 と同じ症例。撮影感度を調整することで所見を読影することができるようになっている。

① FA 画像

② IA 画像

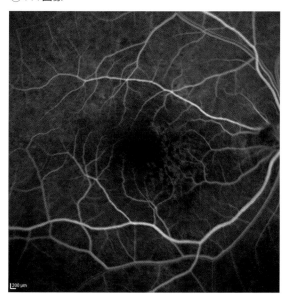
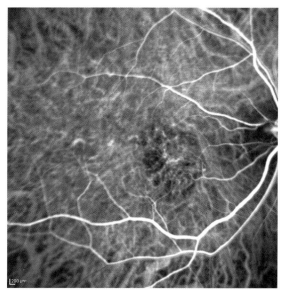

文　献

1) Bischoff PM, et al: Simultaneous indocyanine green and fluorescein angiography. Retina, 1995, 15, 91-99.

2 撮影の実際／蛍光眼底造影

広角眼底撮影装置（Optos：FA，IA）

FA

　Optos 社製の超広角走査レーザー検眼鏡（UWSLO）P200DTx（California+ イメージサーバー），以下 California について解説する。

機器の構成

- California の機器構成は，200Tx よりスタイリッシュになり若干小型化している（図 1）。
- 大きく異なる部分としては，IA が可能になったことや顔を機器に強く押し当てなくても撮影が可能になったこと，電子カルテを大きく意識し，イメージサーバー（以下 PC）側のアプリケーションが Google 社のブラウザ，Chrome で動作するようになったことが挙げられる。
- これは，電子カルテの端末に専用ビューワを入れる必要がなく，Chrome がインストールされていれば画像操作が可能になったことを示している。
- 機器の波長は，青色 488nm，緑色 532nm，赤色 635nm，赤外 802nm の 4 種類が搭載され，撮影モードは，Red/Green（疑似カラー画像）・AF（自発蛍光モード）・FAG/ICG（血管造影モード）・FAG/ICG（自動切替モード）がある。
- Red/Green は緑色と赤色で撮影される。AF は緑色で撮影され，これは他の SLO の青色とは異なり，眼底カメラの自発蛍光に近い波長となる（図 2）。

図 1　Optos 社 P200DTx（イメージサーバーと California 本体）

California の操作はタッチスクリーンとハンドコントロールで操作する。撮影された画像はイメージサーバーに転送され，画像調整や印刷，電子カルテに転送することができる。

① イメージサーバー　　② California 本体

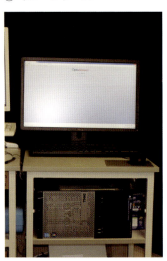
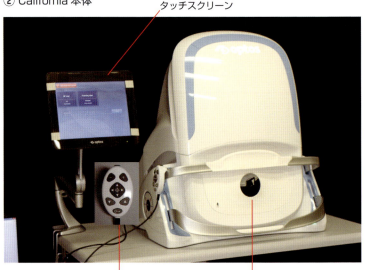

図2　自発蛍光画像の比較

症例（①）の各機器による自発蛍光画像を示す。② California の画像。③は Kowa VX-20 αの拡大画像。④は②を拡大したもの。⑤は NIDEK の SLO F-10 の FAF 画像。画像取得方法や解析方法が異なるため単純には比較できないが、青色で撮影した⑤の画像と比較すると、黄斑部が明るく映し出されていることがわかる。

①

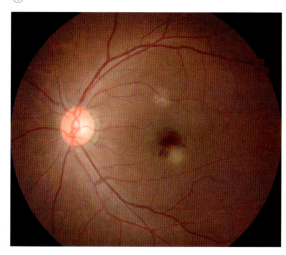

② California の画像

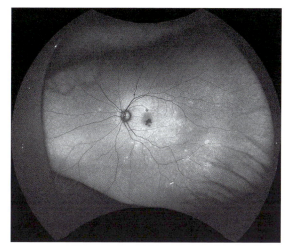

③ VX-20 αの画像

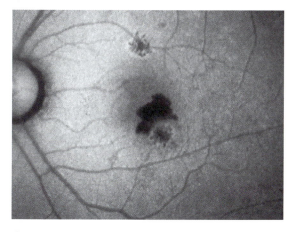

④ California の画像

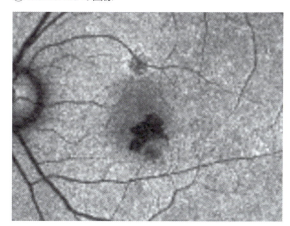

⑤ F-10 の画像

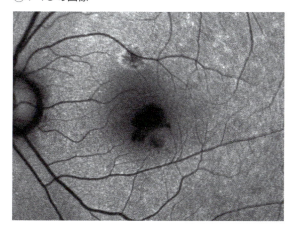

- FAG/ICG（血管造影モード）は，FA は青色，IA は赤外で撮影され，造影検査の種類で撮影者（検者）が任意に選択する。
- FAG/ICG（自動切替モード）では，フルオレサイト静注 500mg（日本アルコン）とオフサグリーン静注用 25mg（参天製薬）を同時注入した場合に用い，両者を交互に撮影することができる（図3）。
- 撮影画角は眼底カメラ同様に瞳孔中心から考えると 120°（瞳孔面の virtual point を中心とすると 200°の画角）となり，50°の眼底カメラの約 2.4 倍の画角，約 4.5 倍の面積で撮影することができる。

図3　各撮影モードの画像

① 疑似カラー画像

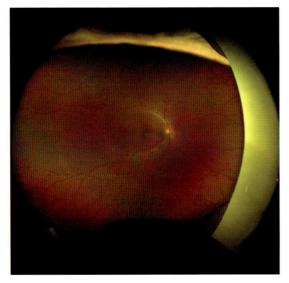

② FAF 画像

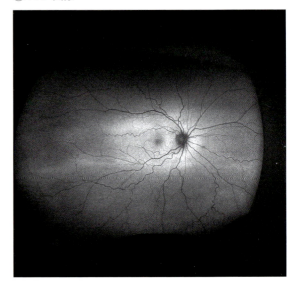

③ FA 画像

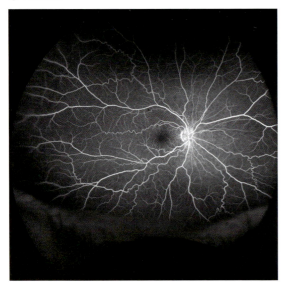

④ IA 画像

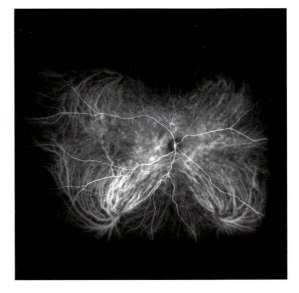

機器および患者の準備

機器の準備

- PCの電源を入れ5分ほど待つ。
- PC画面に「California本体の電源をONにして下さい。」と表示されたら，電源をONにして起動するまで3分ほど待つ（インジケーターランプが白色から緑色に変わると準備完了）。
- タッチスクリーンからユーザー名とパスワードを入力しログインしたのち，患者の登録または呼びだしを行う。キャプチャ画面に移動したら検査眼と撮影モードを選択する（図4）。
- 眼底カメラで行う造影検査と同様にインフォームドコンセントや問診が取得できているか確認し，アレルギーや妊娠，授乳等を再確認するとともに血圧測定を行う（詳細はp.60，「蛍光眼底造影／眼底カメラ（FA）」の項を参照）。
- 超広角のため，前髪や睫毛が頻繁に写り込むことがある。前髪はあらかじめヘアピンなどで固定して，睫毛はテープなどで処理する（後述）。

患者の準備

- 患者に検査の概要や顔が機器に接触することを伝えながら，患者が見ているところで顔が触れる部分を70%イソプロピルアルコールワイプなどで清拭して乾燥したことを確認する。
- 次に顔を顎台に乗せてもらうが，必ず撮影者が補助しながら行う。
- その時，撮影眼が前方になるように顔をねじりながら顎台に誘導する（図5）。
- 注意点として，顎台が板状のため顎が前方に出すぎることが多い。出すぎると唇や鼻が接触して適切なワーキングディスタンス（W.D.）を確保できないため，必ず顎が顎台の上に乗るように誘導する（図6）。
- その後，機器内を覗くように指示して，顔の誘導とハンドコントロールで瞳孔中央に機器の中心がくるようにする。それと同時に患者には機器内の固視灯を見るように指示する。

図4　撮影眼と撮影モードの選択画面とタイマースタート画面

タッチスクリーンで撮影眼，撮影モードを選択する。撮影モードには，赤／緑，AF，FAG/ICG，FAG/ICG（自動切替）の4種類があり，目的に応じて選択する。撮影開始タイマーはFAGとICGで個別に行うことができる（FAG/ICGモード）。

① 撮影眼，撮影モード選択画面

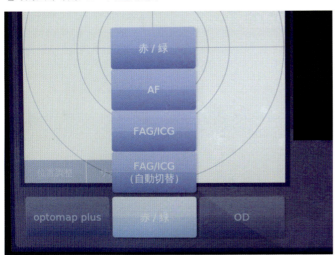

② タイマースタート画面

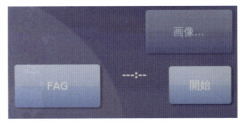

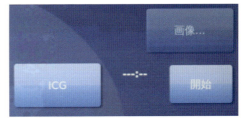

図5　右眼撮影時の顔の誘導

①顔をそのまま真っ直ぐに乗せると，鼻が邪魔して適正なW.D.をとることができない。

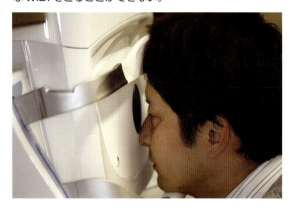

②必ず撮影眼が前方になるように顔をねじりながら顎台に誘導する。

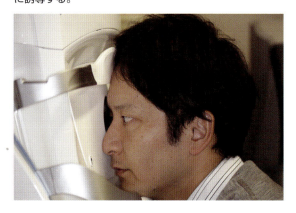

図6　顎の位置の修正

①顎が前に出すぎているため，鼻がフェイスパッドに当たっている（矢印と点線丸）。顔を誘導する際，必ず顎の位置も修正する。

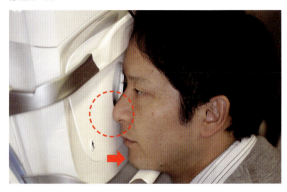

②顎を顎台にしっかり乗せると，フェイスパットに顔が接触しない（矢印と点線丸）。

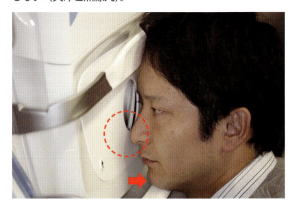

図7　タッチスクリーン上のW.D.の表示画面

「赤」しか表示されない場合は顎を少し引いてもらうと適正なW.D.を得ることができる。

①「青」の表示はW.D.が遠すぎ　　①「緑」の表示は適正　　①「赤」の表示は近すぎる

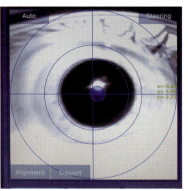 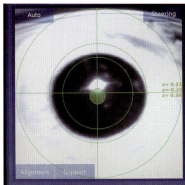 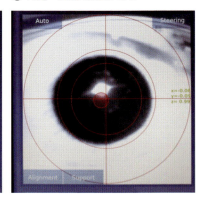

- そうすると，タッチスクリーン上に現在の W.D. を示す「青」「緑」「赤」の表示ランプいずれかが点灯する。青は機器と眼球の位置が遠い場合，緑は適正，赤は遠い場合である。必ず表示ランプが緑になるようにハンドコントロールで機器を調整する（図7）。
- また，表示ランプが表示されない場合は W.D. が遠すぎるか近すぎる場合である。顔の位置を確認して再調整を行う。
- ランプが緑に点灯したら患者に大きく眼を開けてもらい，さらに上眼瞼を人差し指で眉毛の少し下方から挙上する。そうすることで，指が画像に入りにくくなる。
- 撮影は一瞬のため，その間，瞬目をがまんするように伝える。また，上眼瞼を挙上することで下眼瞼が上がってきてしまう場合は，中指で下眼瞼も下げる。無理であれば下眼瞼が挙がらないようにテープで補助する（図8）。

図8　開瞼の方法

①眉毛のすぐ下方より開瞼しているところ。そうすることで指が画像に映りにくくなる。

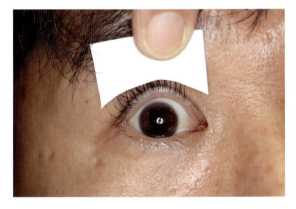

②上眼瞼下眼瞼ともに開瞼しているところ。上眼瞼を挙上し下眼瞼が画像にかかってくるようであれば，下眼瞼も下げる。やはり遠くから開瞼しないと指が画像に映り込んでしまう。

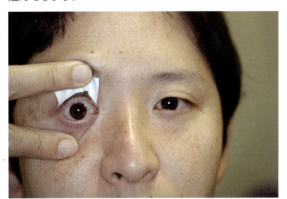

③開瞼しながら撮影している風景。

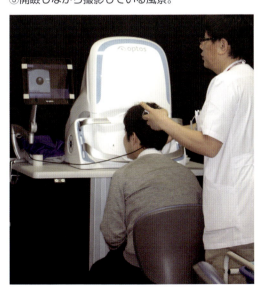

基本検査手順

- 造影検査を行う前に，必ず患者の練習を含めて疑似カラー画像を取得する。
- その際，中間透光体の影響や睫毛の影響を画像で確認し，最良に撮影できる瞳孔の位置を確認する（図9，10）。
- 必要があれば，FAFも撮影して，網膜の障害程度や部位を把握する。

図9　中間透光体混濁の避け方

① W.D.を適正の「緑」で撮影したもの。くさび状の白内障が映り込んでいる。

② ①を避けるためには，光軸を白内障の一番影響が出にくい部分，この場合は瞳孔の少し左上方に移動して，W.D.の表示を赤の状態（白矢印）で撮影することで，白内障などの影響を最小限にすることができる。

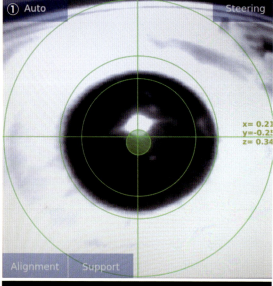
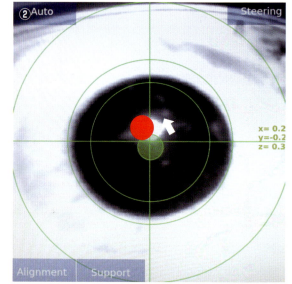
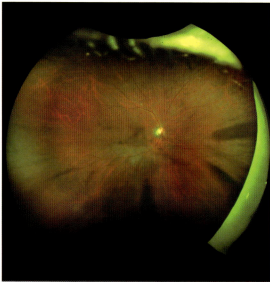
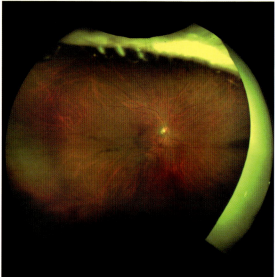

- その際，広範囲に撮影ができているか，睫毛や眼瞼が多く入り込んでいないかを確認して次のステップに進む。
- 造影剤（フルオレサイト静注500mg，日本アルコン）静脈注射の準備が整ったら，再度顔を乗せてもらい，疑似カラー撮影で最良であったポジションに光学中心を合わせる。顔・眼・体等動かさないよう指示し，撮影モードをFAGにする。
- 造影剤注入の合図とともにタイマーを起動させる。腕−網膜循環時間を捉えるため，注入開始8秒から40〜50秒まで連続撮影を行う。造影開始から1分から1分30秒ほどで体調不良を訴えることがあるため，体調に変化がないか確認しながら検査を進めていく。
- 中期以降は1枚撮影したのち露光を確認して，コントラストを再度調整して最良の画像を取得する。また，撮影時は常に声かけをして，1枚撮影が終わったらその都度軽い瞬目をしてもらい，常に涙液層の乱れを意識して検査を進めていく。
- 超広角ではあるが，さらに周辺部の撮影が必要な場合は内部固視灯を動かすか，任意の方向を口頭で示しながら撮影を行う。この際，患者の顔が動きがちなので動かないように指示する。
- 検査が終了したら患者の体調を確認し，問題なければ検査を終了する。

図10　前嚢収縮

① 「緑」のW.D.で撮影したもの。前嚢収縮が広範囲に画像に映っている。

② ①のような症例では収縮部位を虹彩と考えながら検査を行うことで，眼底を広範囲に撮影できる。やはり，機械のW.D.は「緑」から「赤」にして撮影する。

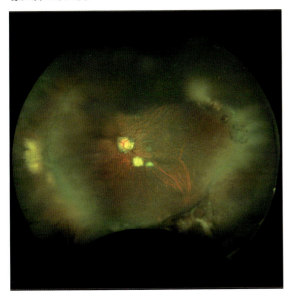
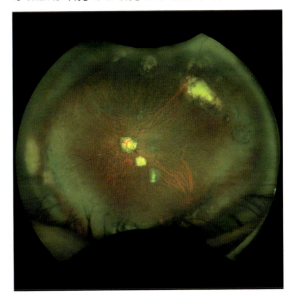

撮影間隔（図11）

- Californiaでは1枚あたり0.4秒で撮像できるため，造影初期では2～3秒間隔で撮影を行い，脈絡膜循環と網膜循環を捉えていく。
- 造影中期以降は，1分・3分・5分・7分・10分など症例と使用施設により時間を決めて撮影を行っていく。
- 造影初期を撮り終えた後の造影中期では，症例により周辺部1～4方向を追加することでさらに多くの情報を得ることができる。
- 本機は超広角のため周辺8方向撮影する必要はなく，最大でも4方向あれば十分な情報を得ることができる。

図11　撮影間隔

造影初期では2～3秒間隔で撮影を行い，網膜循環を捉えていく。その後，経時変化を10分まで記録する。

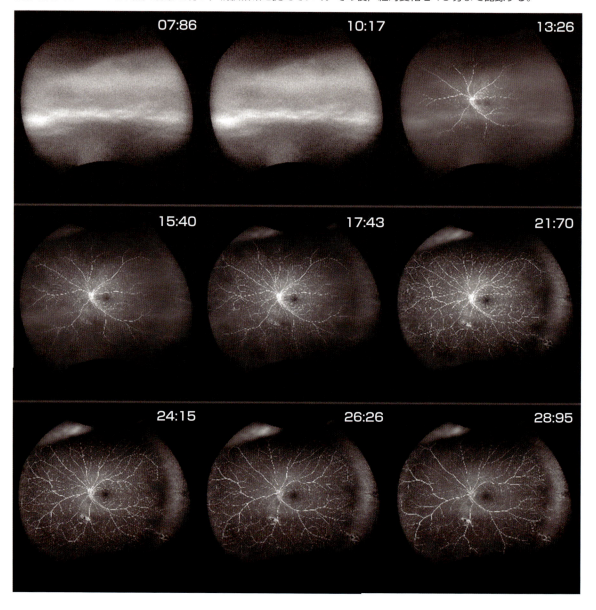

各時相で見える所見，見えない所見（図12〜14）

- 造影初期では，脈絡膜や網膜循環を確認すると同時に新生血管や血管形態異常，網膜毛細血管瘤などを観察する。
- 造影中期以降では，過蛍光の拡大や低蛍光の範囲を記録していく。

図12　糖尿病網膜症

①

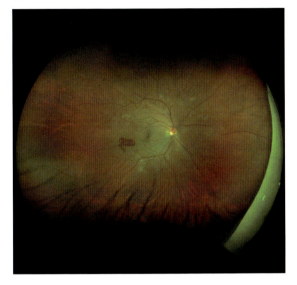

②造影開始30秒で新生血管からの蛍光漏出を認めるとともに出血に一致した遮断蛍光が認められる。

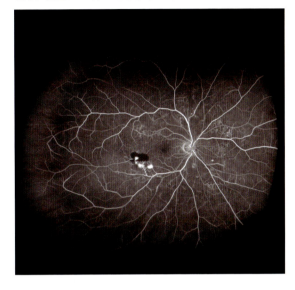

③5分では蛍光漏出の拡大と透過性亢進，周辺網膜血管に組織染を認める。

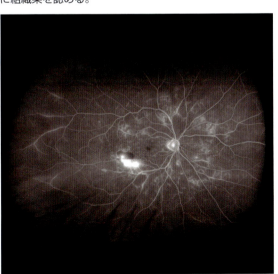

④10分ではさらに明確に確認できる。

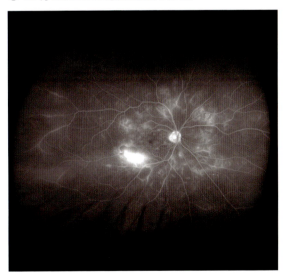

図 13 網膜静脈分枝閉塞

さらに周辺部を撮影する場合は,タッチスクリーンのステアリングタブ(②)を用いることで固視を誘導することができる。

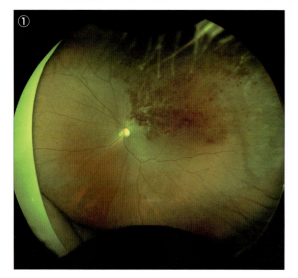
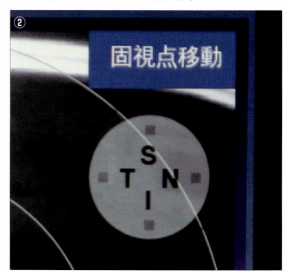
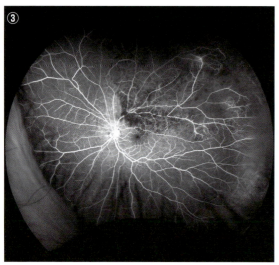
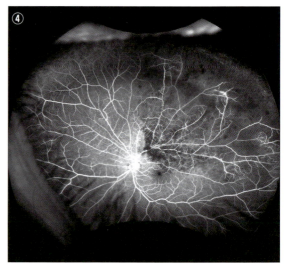

図 14 網膜中心静脈閉塞

周辺部の充盈遅延や充盈欠損が造影初期より観察できることが California の最大の利点である。

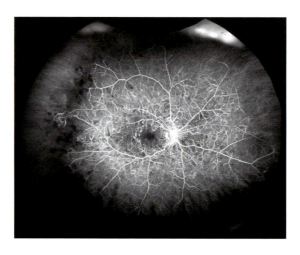

撮影ポイントとコツ

- Optos 全般に言えることだが，撮影自体は難しいものではない。まず，その機械の特徴を把握することが大切である。
- California は，適正 W.D. の範囲（表示ランプ「緑」が点灯する部分）が広いため，「赤」寄りと「青」寄りでは，撮影範囲が若干異なる。広範囲を画面いっぱいに撮影するには，「青」寄りの「緑」がよい。
- 造影剤が眼底に流入開始されてから 3～5 秒程度で choroidal flash が生じる。コントラストを初期設定のままで撮影すると露出オーバーになることもあるため，適度な明るさに調節する。その後，急速に画像強度が低下してくるため最適な強度を保ちながら撮影を行う。

出力

- すべての検査が終了したら，撮影した画像をタッチスクリーンで確認して，左右眼の修正や瞬目等で必要のない画像をあらかじめ削除する（図 15）。

図 15　左右眼の修正と画像の削除

撮影中，検眼の切り替えはタッチスクリーンで行うが，修正したい画像を選択して左右を反転のボタンを押すことで，検査中もしくは検査終了後にまとめて行うこともできる（①）。また，必要のない画像も削除ボタンを押すことで削除できる（②）。

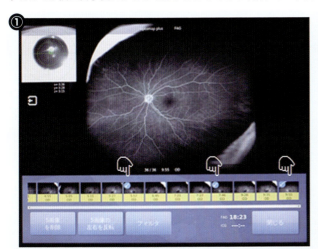
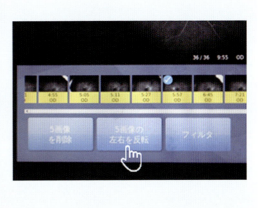
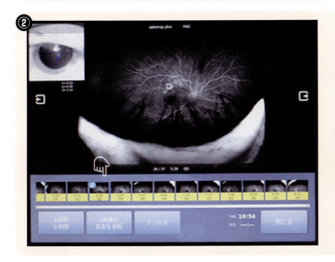
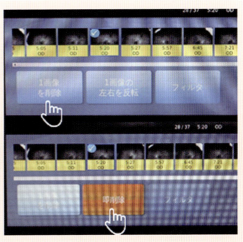

- データを出力するには，California 本体の撮影を終了させる必要がある．終了すると全画像が自動的に PC に転送される．
- 電子カルテに画像を転送する場合，ソフトウエアの「Optos DICOM Processer」を起動すると，撮影画像がすべて表示される．表示されたら，転送する画像を選択して転送ボタンを押すと電子カルテに送られる．
- 紙ベースの出力の場合，「Optos Advance」を起動して画像選択を行い出力するが，超広角を一枚に撮影しているため，ある部分を観察するには画像が小さい．A4 サイズか画像を拡大してプリントする．

眼瞼と睫毛の処理

- Optos シリーズは広角で眼底をスキャンできる反面，眼底以外の睫毛や眼瞼などアーチファクトも写り込んでしまう．努力開瞼で撮影してもよいが睫毛や眼瞼で眼底像が遮られるため，120°の撮影画角は望めない．
- 有効画角を維持したいのであれば，睫毛や眼瞼を処理する必要が生じる．
- その方法には「指を用いる方法」「サージカルテープを用いる方法」「開瞼器を用いる方法」「綿棒を用いる方法」などあるが，造影検査を行ううえでは長時間の開瞼が必須となるため，瞬目が常にできる方法を用いる必要がある．そのため著者は「指を用いる方法」と「サージカルテープを用いる方法」を併用することが多い．
- また，テープを用いない場合もあり，ビューラーで睫毛を上げている場合や睫毛が写り込みにくい場合は指のみで開瞼する．

テープの選定とカット方法

- 医療用テープにはさまざまあるが，睫毛が多く抜けず，剥離時に疼痛の少ない粘着の弱いテープを用いるとよい．
- テープ幅は，12mm 程度の細いものだと化粧や油脂等で眼瞼に付かないこともあり，18〜25mm の幅が使用しやすい．
- 5 種類のテープを睫毛に貼り粘着度を試した結果，ベビースキンテープの接着面が少ないためか剥離時に違和感がなかった．
- 次に優肌タイプとカブレステープが同等で，次にシリコンタイプであった．プラスチックテープは接着が強く剥離時にかなりの違和感があった．
- カット方法は，テープを 30〜35mm 程度の長さに切り，上眼瞼縁のおおよそのカーブになるようにハサミでカットする．カットはハサミの根本付近から開始し，途中で止めずに 1 回で弧を描くようにするときれいに仕上がる（図 16）．

図16 サージカルテープの種類とカット方法

① A：プラスチックテープ（3M），B：優肌タイプの不織布テープ（ニトムズ），C：粘着剤にシリコンを用いた不織布テープ（3M），D：ベビースキンタイプの不織布テープ（3M），E：カブレステープ（共和）。

②③カブレステープ。30～35mm ほどの長さにして上眼瞼の形に近いカーブに加工することで，睫毛全体を押さえることができる。

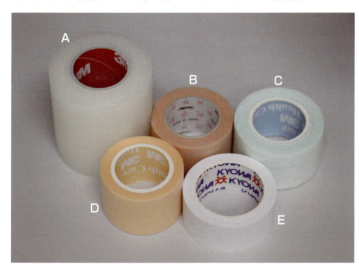
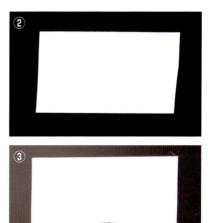

睫毛の処理方法

- 患者には眼を開けたまま検者を見てもらうように指示する。
- 睫毛を下方からたくし上げるようにしてテープに付け，そのまま上眼瞼に固定する。その時，毛根部より1mm 程度上方にテープを張り付けると画像にテープが写りにくくなる。この処理では，普通に瞬目ができて涙液層を常に保てるのが大きな利点である（図17）。
- 注意点としては，装着時にテープが角膜を擦らないようにすることや，化粧やつけまつげ，まつげエクステをしている患者には，取れてしまう可能性があることを十分説明してからテープを装着する。

図17 睫毛の処理

①毛根部より1mm 程度を目指しテープを貼る。そうすることでテープ端が画像に映りにくくなり，瞬目も適度に可能となる。

②上眼瞼を指で補助した場合，下眼瞼が上がってくることがある。その場合，指での開瞼が困難な場合，下眼瞼にテープを貼り睫毛を翻転させる。

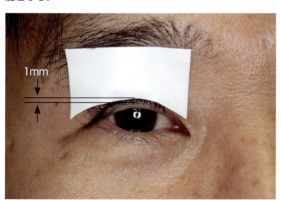
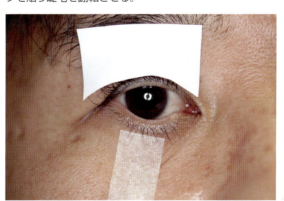

メインミラーのクリーニング

- 清掃の間隔は，眼底カメラのように毎日行う必要はない。画像に汚れが目立つようになったら行う（図 18）。
- 方法は付属のシアン色のクリーニングペーパーを用いて行う。このクリーニングペーパーには裏表があり，白っぽい方でミラーを掃除する。清掃は必ずミラーの上方から下方に場所を変えながら，軽く埃を払うように順番に行うことで取り除く。
- 埃はドームの下方に溜まることが多いため，ミラー全体を清掃しなくても中心より少し上方から下方に向けて清掃する。
- 注意点として清掃時には強くミラーをこすらないように気をつける。清掃は埃を落とすだけなのでゴシゴシとこすってはいけない（図 19）。

図 18　メインミラーの汚れによるアーチファクト
白いアーチファクトは埃によるもの（白丸），黒いアーチファクトは涙の飛沫によるもの（黒丸）。

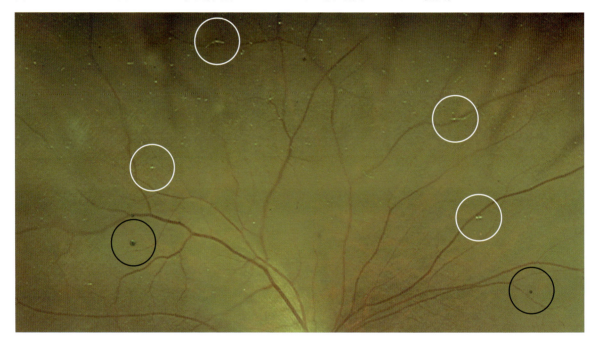

図 19　メインミラーのクリーニング

①のフェイスパットを外すと，②のイメージングミラーが露出する。③はミラーの拡大画像。汚れはミラーの下方にたまりやすく，付属のクリーニングペーパー（④）で掃除する。ペーパーは白っぽいほうが表で，こちらをミラーに向けて掃除する。掃除は上方から下方に軽くなでるようにするのが原則で，強くこすったりせず，埃を払う程度でよい。涙液などの落ちにくい汚れは，専門スタッフにお願いする。

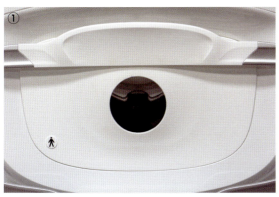
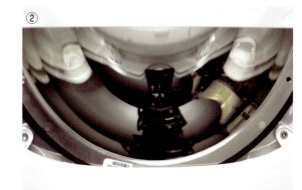
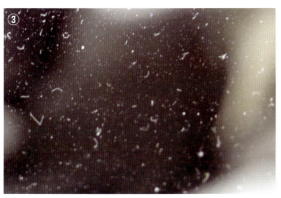
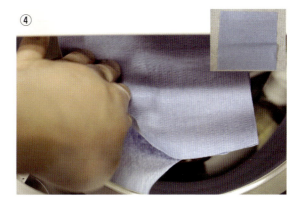

IA

機器および患者の準備
- FAとすべて同じであるため，前述したFAの内容を参照いただきたい。

基本検査手順
- 造影検査を行う前に，必ず患者の練習を含めて疑似カラー画像を取得する。その際，中間透光体の影響や睫毛の影響を画像で確認し，最良に撮影できる瞳孔の位置を確認する。
- 造影剤（オフサグリーン静注用 25mg，参天製薬）静脈注射の準備が整ったら再度顔を乗せてもらい，疑似カラー撮影で最良であったポジションに光学中心を合わせる。顔・眼・体等を動かさないよう指示し，撮影モードをICGにする。
- 造影剤注入の合図とともにタイマーを起動させる。腕‐脈絡膜循環時間を捉えるため，注入開始7秒から40〜50秒まで連続撮影を行う。体調に変化がないか確認しながら検査を進めていく。
- 中期以降は1枚撮影したのち露光を確認して，コントラストを再度調整して最良の画像を取得する。撮影時は常に声かけをして，1枚撮影が終わったらその都度軽い瞬目をしてもらい，常に涙液層の乱れを意識しながら検査を進めていく。

- 超広角ではあるが，さらに周辺部の撮影が必要な場合は内部固視灯を動かすか，任意の方向を口頭で示しながら検査を行う．この際，患者の顔が動きがちなので動かないように指示する．検査が終了したら，患者の体調を確認し問題なければ検査を終了する．

撮影間隔

IA（図20，21）

- 造影初期（脈絡膜動脈相・脈絡膜動静脈層・脈絡膜静脈相）では，脈絡膜血管の流入遅延の有無を確認すると同時に，脈絡膜新生血管や網膜細動脈瘤などの血管形態異常を観察する．

図20　地図状脈絡膜炎

①疑似カラー画像を撮影．

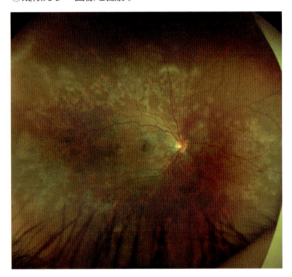

②FAFを撮影して，おおよその網膜色素上皮障害の程度を把握する．

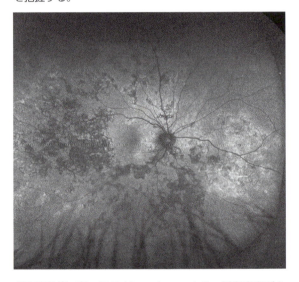

③造影初期では脈絡膜の充盈遅延と低蛍光斑を認める．

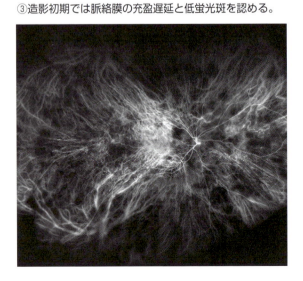

④造影後期では，ICGがwash outされ，低蛍光斑がよりはっきりと確認することができる．Californiaではパノラマ撮影をすることなく造影初期より後期まで周辺部の観察が容易に行える．

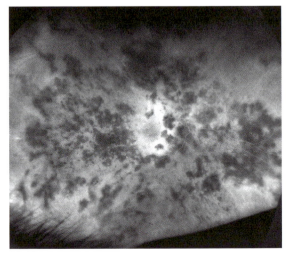

- 造影中期（脈絡膜静脈相）では，主に蛍光漏出の有無や程度を観察する。
- 造影後期（脈絡膜消退相）では，造影剤が血管内から wash out され全体の蛍光輝度は低下するが，そのなかでも過蛍光，低蛍光の部分を記録していく。それにより病態の把握と診断の補助が可能となることも多々ある。

図21　脈絡膜腫瘍

① 疑似カラー画像

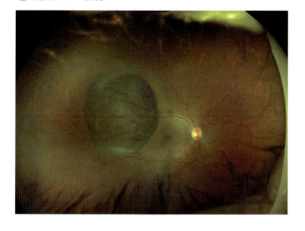

② 41秒
腫瘍全体が低蛍光を示している。

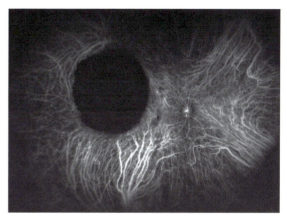

③ 1分38秒
ようやく腫瘍上の網膜血管の充盈を認める。

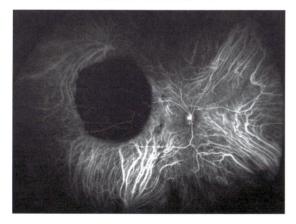

④ 19分55秒
腫瘍全体に淡い組織染，および硝子体剥離の境界部に色素沈着による遮断蛍光を認める（白矢印）。

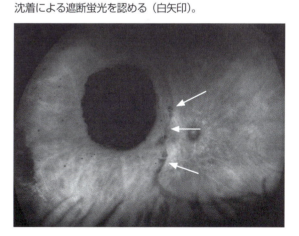

撮影ポイントとコツ

- 造影剤が眼底に流入してから3〜5秒程度でchoroidal flashが生じる。コントラストをそのままで撮影すると，露出オーバーになり眼底全体が白くつぶれてしまう。そのため，造影初期では常にコントラストを調節して，明るさを適正に保つ必要が生じる。その後，急速に画像強度が低下してくるため，今度はコントラストを上げ露出を適正に保ちながら撮影を行う（図22）。
- 造影中期以降では造影初期の適正な明るさと同等になるようにコントラストを設定しながら撮影を行う。これが，毎回異なる明るさでは読影に困難が生じてしまう。
- ICGとフルオレセインは造影剤の特性が異なるため，撮影や読影にも若干の慣れが生じる。例えば，血管が重なる部分を見ると，フルオレセインでは交差部分の血管に明るさの変化はないが，ICGでは，交差部分は明るくなる。特にICGでは，多層に重なる脈絡膜血管が対象になるため，その影響を非常に受けやすくなる（図23）。

図22　適正な露出

①IAでは造影初期のchoroidal flashのため，露出オーバーになりやすい。

②常に画像に気を配り，適正な露出を保つことが大切である。

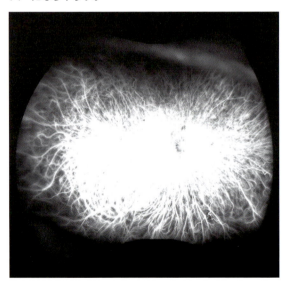 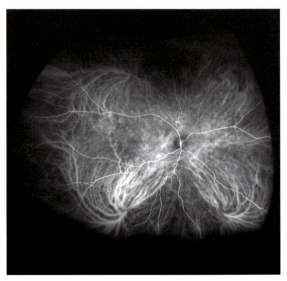

図23 フルオレセインとICGの違い

①FA画像
動静脈の交差部位を同時間で比較してみると，フルオレセインでは明るさに変化はない（白矢印）。

②IA画像
ICGでは蛍光が加算されて交差部以外の血管よりも明るく描写されていることがわかる（赤矢印）。このようにICGでは血管が重なる部分の蛍光強度が上昇する。特に後極部では脈絡膜血管が密に重なるため，撮影と読影に注意を要する。

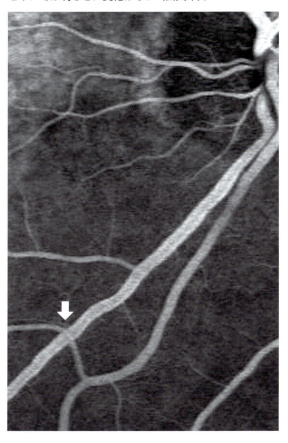
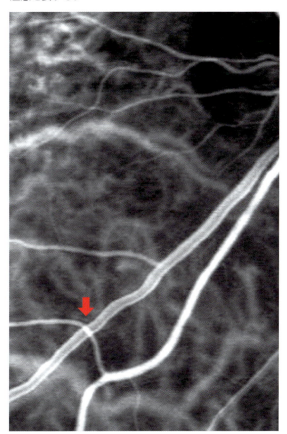

伝えたい一言！

- IAとFAでは，同じ眼底の造影検査であり似通る部分も多々あるが，造影剤の特性が異なる。そのため，常に違うものと意識しながら検査を行ったほうがよいであろう。

文献

1) 湯沢美都子,ほか：インドシアニングリーン蛍光眼底アトラス,南山堂, 1999.
2) 平形明人：画像検査と網膜剥離, どう診てどう治す？網膜剥離（平形明人, ほか編）, メジカルビュー社, 2016, 2-17.
3) 小幡峻平,ほか：超広角眼底撮影の基本を知ろう. Optos200Tx.超広角でみる眼底病変診断（平形明人, ほか編）, メジカルビュー社, 2015, 2-11.
4) 吉田宗徳：超広角走査型レーザー検眼鏡 Optos200Tx.眼科手術, 2012, 379-382.
5) 渡辺五郎：広角眼底撮影Optos®.眼科, 2015, 57(13), 1693-1698.
6) 小南あおい,ほか：超広角インドシアニングリーン蛍光造影の有用性.眼科臨床紀要, 2016, 9(9), 750-755.
7) 福井勝彦：蛍光眼底造影③FAとIAの同時撮影.眼科写真撮影A to Z（木下茂ほか監修）, リブロ・サイエンス, 2016, 158-169.

2 撮影の実際／光干渉断層計（OCT）

黄斑部

- 本項では普及機種である CIRRUS HD-OCT（Zeiss）の撮影画面と結果と用いて，撮影手順やプログラム選択のポイントを解説する。
- 基本操作は撮影画面上のアイコンをマウス操作のみで行えるため，患者の上眼瞼挙上や頭位の微調整が容易に行える特徴がある。

図1　CIRRUS HD-OCT の撮影画面

撮影は画面上のアイコンをマウス操作のみで行う。初めに画面左上の瞳孔表示ウインドウ（ris viewport）（①）で，測定光の入射位置の調整と虹彩のピント合わせを行う。次に画面左下の眼底表示ウインドウ（fundus viewport）（②）にて眼底のピント合わせを行う。次に画面右の断層画像ウインドウ（③）で断層の位置を調整する。

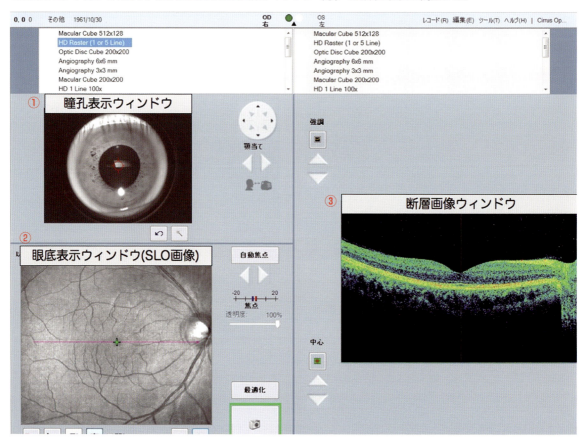

3つの撮影手順

測定光の瞳孔への入射位置調整

- 撮影画面の瞳孔表示ウインドウ（図1-①）で、測定光の入射位置の決定と虹彩のピント合わせを行う。
- 測定光の入射位置は、瞳孔の中心が基本であり、眼底に対して垂直に測定光が入ることで、眼底各層から高反射が得られるため、鮮明な断層画像を撮影することができる。
- 図2のように入射位置を瞳孔中心外へ設定すると、断層画像が傾き、各層が不鮮明になる。

図2　測定光の入射位置と眼底の傾き

測定光の瞳孔への入射位置は、瞳孔の中心が基本。右眼の場合、耳側から入射すると断層画像は右側へ傾斜し、鼻側から入射すると断層画像は左側へ傾斜する。

① 耳側から入射すると右側へ傾斜し、各層がやや不鮮明
② 中心から入射すると傾斜なし、画像も鮮明
③ 鼻側から入射すると左側へ傾斜し、各層がやや不鮮明

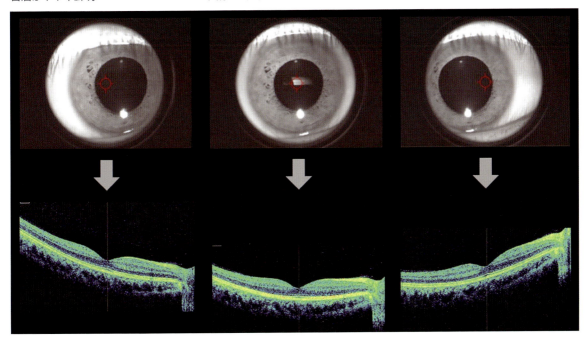

図3 眼底の傾きに合わせ入射位置を調整

強度近視眼底（右眼）の傾き（①）を補正するように測定光を鼻側（赤矢印）から入射して，断層画像をできるだけ水平にすると各層がより鮮明になる（②）。

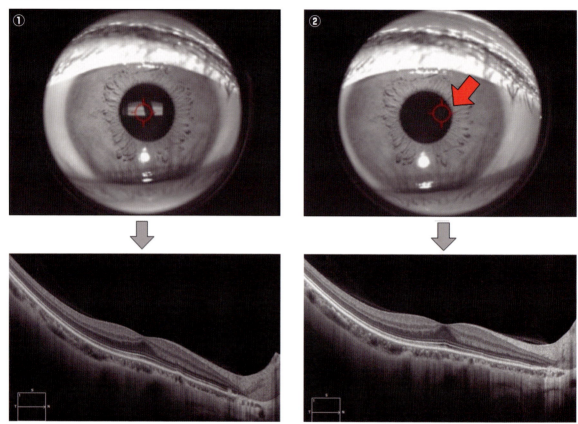

Point！

強度近視で眼底の傾斜がある場合の撮影テクニック

- 図3のように強度近視で傾斜した眼底に対して，測定光の入射位置を瞳孔中心外（眼底の傾斜ができるだけ水平になるように）へ設定すると各層からの反射が強くなり，さらに鮮明な断層画像を撮影することができる。

Point！

上眼瞼や睫毛の影響に注意！

- 図4-①のように上眼瞼や睫毛が瞳孔にかかると，測定光が眼内に十分入らず眼底画像も下方が見えなくなる。その結果，眼底下方の断層画像が不鮮明になっている。
- この場合は図4-②のように上眼瞼を挙上して，多くの測定光を眼内へ入れることで鮮明な断層画像を撮影できる。
- 上方の角膜混濁や上眼瞼といった測定光路上の障害物は，下方の眼底画像にアーチファクトとして影響する。

図4 上眼瞼と睫毛の影響に注意

上眼瞼や睫毛が瞳孔にかかると，測定光が眼内に十分入らず眼底からの反射が弱くなる。
①上眼瞼は眼底画像下方の影（赤矢印）として写り，黄矢印のように下方の断層画像が不鮮明になる。

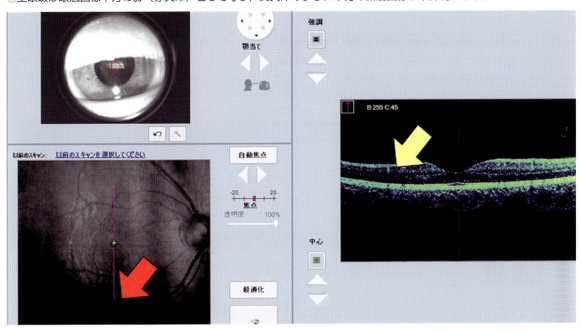

②上眼瞼を挙上して，多くの測定光を眼内へ入れることで，眼底画像下方の影はなくなり断層画像も鮮明になる。

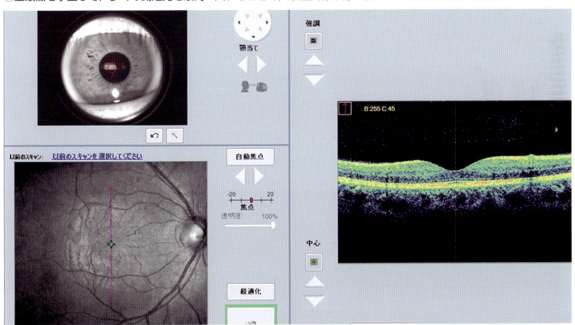

眼底画像のピント調整

- 撮影画面の眼底表示ウインドウ（図1-②）にて眼底画像のピント調節を行う。
- 図5-①のように，眼底画像のピントが合っていない場合は，断層画像も不鮮明になるばかりか，図5-②のように患者が見ている固視目標もぼやけて固視不良の原因にもなるので注意が必要である。
- 図5-③のように眼底画像のピントを合わせることで，鮮明な断層画像を撮影することができ，図5-④のように固視目標が鮮明になり，安定した固視状態を維持することが可能になる。

図5　眼底画像のピント調節

①のように眼底のピントが合っていなければ，断層画像が不鮮明になり，②のように固視目標もぼやける。③のように眼底のピントを合わせると，④の固視目標も鮮明になり，固視不良を防ぐことができる。

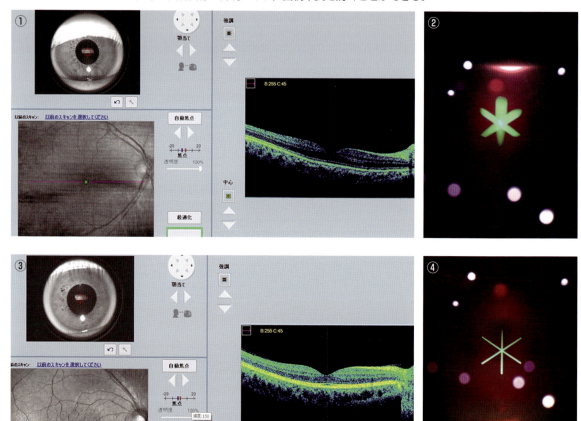

> **Point!**
>
> **安定した固視を維持するための準備**
> - 使用しているOCTの固視目標を確認して，固視位置や撮影中の変化など的確に説明できるようにしておくことが大切である。

断層画像の位置調整

- 撮影画面の断層画像ウインドウ（図1-③）で断層画像の位置を調整する。
- 図6-①のように，画面上方で各層からの反射が強くなり断層画像が鮮明になり脈絡膜まで確認できるようになるため，加齢黄斑変性などの脈絡膜疾患ではこの位置で撮影を行う。黄斑円孔や黄斑上膜といった網膜硝子体界面疾患では，硝子体の情報を入れるために，断層画像を画面中間の位置に調整する。図6-②のように画面下方にすると断層画像が不鮮明になっていることがわかる。
- このように疾患に合わせた断層画像の位置調整を行うことで，疾患の特徴的な所見を含む断層画像を撮影することができる（p.134 図8参照）。

図6 断層画像の位置

①のように，断層画像の位置を画面上方にすると断層画像が鮮明になり，②のように画面下方にすると断層画像がやや不鮮明になる。

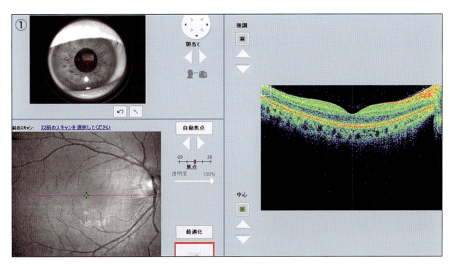

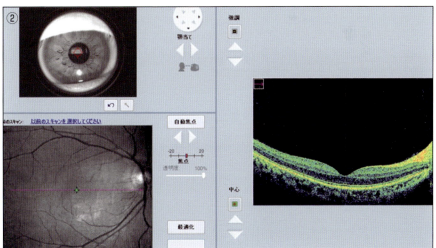

Point！

4つの調整
- 瞳孔のピント合わせ，測定光の入射位置の調整，眼底のピント合わせ，断層画像の高さ調整は，どの機種においても基本は同じである。

プログラム選択のポイント

ライン撮影

- 基本的なライン撮影は，1 ライン，5 ラインなどの選択が可能である。ラインの本数は機種により異なる。
- 図7-①の横1ライン撮影は，図7-②の横5ライン撮影よりも多く，加算平均処理（画像の重ね合わせ）を行うため断層画像の画質が向上し，各層が明瞭になる。しかし横1ラインでは，病変を含む断層画像を得られているかが問題になる。
- 検査に慣れない期間や病変が点在する場合には，やや画質は低下するが横5ラインを選択しライン間隔を調整すると，病変を含んだ断層画像を撮影することができる。
- また，図7-③の5クロスライン撮影，ラジアルライン撮影，21ライン撮影では一度に多くの断層撮影が可能で，スクリーニングに適している。
- ただし，これらは断層画像の枚数が増えるため，最適な断層画像の選択が必要となる。

図7　ライン撮影の選択

断層画像が鮮明な1ライン撮影の断層画像だが，病変が含まれていなければ意味がない。慣れない間は5ライン，クロスライン，ラジアルライン撮影も使用しながら，病変を含む断層画像を撮影する。

①
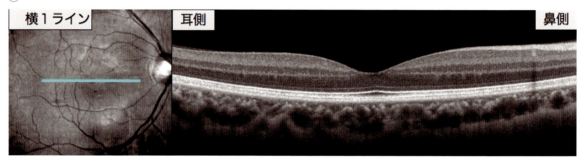

②
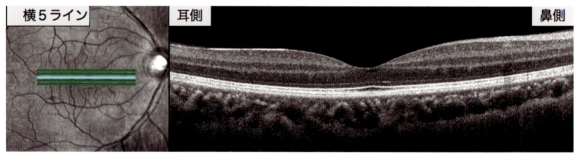

③
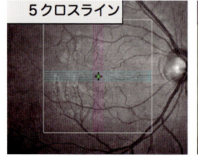 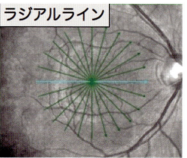 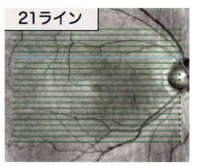

- 中心窩を通る横1ラインを撮影すると，正常であれば図8-①のように，乳頭黄斑間だけに網膜神経線維層（retinal nerve fiber layer；RNFL）の高反射層が写り，この眼底は右眼であることもわかる。
- 中心窩を通る縦1ラインを撮影すると，正常であれば図8-②のように，中心窩の陥凹を中心に対称性のあるRNFLの高反射層が写る。
- ただし緑内障では図8-③のように，縦ライン撮影にもかかわらずRNFL欠損に伴い上下非対称となり，断層画像だけをみると横ラインの正常像と類似した所見を示すため，断層画像は赤矢印の眼底画像のラインを参考にどの部位の断層画像であるか確認することが大切である。

図8 横ライン・縦ライン撮影

右眼の横1ライン撮影では，①のように乳頭黄斑間（中心窩の鼻側）のRNFLの高反射層が写る。右眼の1縦ライン撮影では②のように中心窩の上下（対称性あり）にRNFLの高反射層が写る。ただし，③のように緑内障におけるRNFL欠損では，縦ライン撮影で中心窩を挟んだRNFLの対称性がなくなる。

①

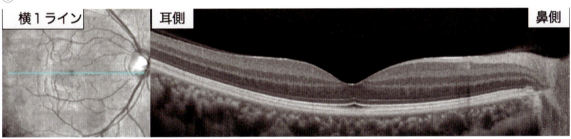

②

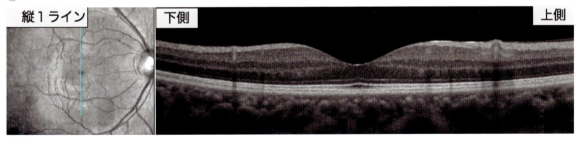

③

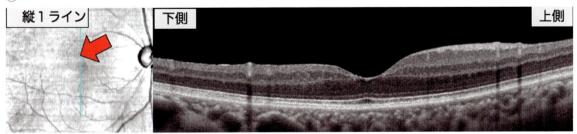

> **Point!**
>
> **中心窩を通るラインの判断テクニック**
> - 黄斑浮腫の場合は図9-①のように腫れていながらもわずかな陥凹の所見から判断する。
> - 図9-②のように浮腫が最も盛り上がっている頂点とその直下の小さな漿液性網膜剥離（serous retinal detachment；SRD）の所見から判断する。
> - 黄斑上膜などによる陥凹消失の場合は図9-③のように網膜外層の低反射領域（三角）が引き上げられ網膜表層に達する所見を参考にする。

図9　中心窩を通るラインの判断

黄斑浮腫の場合は，①のように腫れているがわずかな陥凹の所見，②のように浮腫の頂点とその直下のSRD所見，陥凹消失の場合は，③のように網膜外層の低反射領域（三角）が引き上げられ網膜表層に達する所見を参考に判断する。

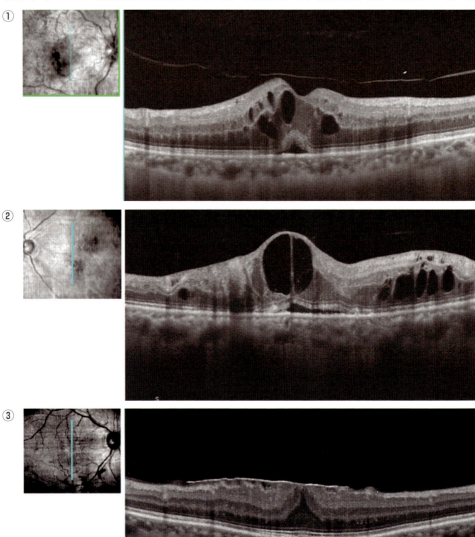

斜めライン撮影の必要性―診断に有用な所見を含む断層画像を撮影するために

- 横ライン・縦ライン撮影で，病巣と中心窩を結ぶ断層画像が得られない場合は，斜めのライン撮影が必要になる。
- 斜めライン撮影の角度は，眼底画像の色調の変化した部分を目標にすると病変の断層を撮影できる。
- **図10-①**のように眼底画像の上耳側に色調の変化を認めた場合，その部分（赤矢印）へ向かって斜め1ライン撮影を行うと，黄矢印の網膜色素上皮剥離（retinal pigment epithelial detachment；PED）を確認することができる。
- また，1枚の断層画像で中心窩との関係も同時に確認できることがわかる。
- **図10-②**の横5ライン撮影や，縦1ライン撮影や，ラジアルライン撮影ではPEDに届いていないことがわかる。21ライン撮影ではPEDを横切っているが中心窩との関連は証明できていない。

図10 斜めライン撮影の必要性

斜めライン撮影の角度は，眼底画像の色調の変化した部分を目標にすると病変の断層を撮影できる。赤矢印の色調の変化した部分は黄矢印の網膜色素上皮剥離であることがわかる。病変を含む斜めライン撮影は中心窩との関連を1枚で確認することができる。

①
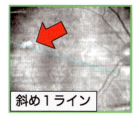
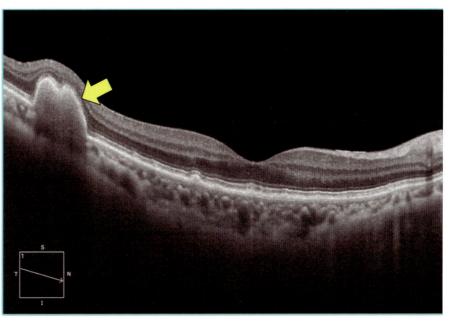

②
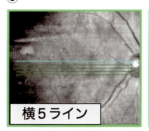
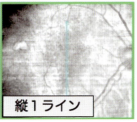
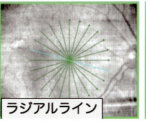
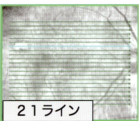

黄斑マップ撮影と活用──新たな病変を含む断層画像を撮影するために

- ライン撮影は1秒以下で固視不良の影響を受けないが，黄斑マップ撮影は数秒必要であるため，固視不良患者ではオートトラッキング機能を適宜使用して負担の少ないスムーズな検査を行うことが重要である。
- 図11の黄斑マップ撮影結果を上手に活用するとこで，新たな病変を含む断層画像を撮影するポイントがわかる。
- 赤で囲んだ右側のILM-RPEマップは，内境界膜から網膜色素上皮層までの網膜全層厚を表示しており，黄矢印で示すような黄斑浮腫の範囲と中心窩への影響を確認できる。
- 青で囲んだ右側のILMマップは内境界膜だけを面で表示しており，赤矢印で示すように網膜表層の皺の形状や範囲を確認できる。
- 緑で囲んだ右側のRPEマップは網膜色素上皮層だけを面で表示しており，緑矢印で示すように網膜色素上皮剥離の位置と範囲を確認できる。

図11　黄斑マップの種類

ILM-RPEマップは，内境界膜から網膜色素上皮層までの網膜全層厚を表示。ILMマップは 内境界膜だけを面で表示。RPEマップは網膜色素上皮層だけを面で表示。

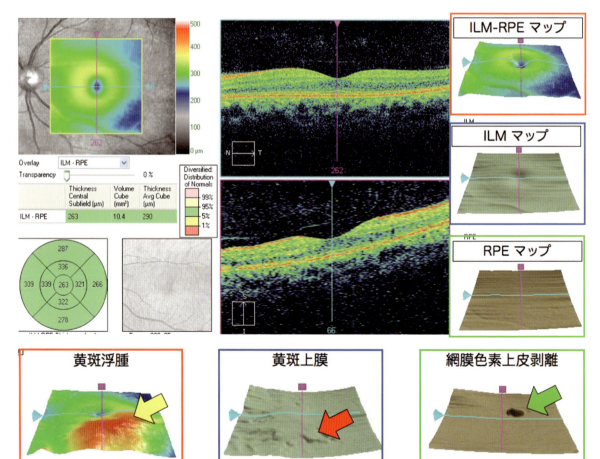

- 例えば，ILM-RPE マップを活用すると，図 12-①の糖尿病網膜症に伴う黄斑浮腫では，中心窩に浮腫の強い部分へ向かう斜めライン撮影を行うことで，診断に必要な多くの所見を含んだ断層画像を撮影できる。
- ILM マップを活用すると，図 12-②のように，網膜表層の変化が最も強い部分への縦ライン撮影を行い，網膜表層に皺を寄せる原因となる黄斑上膜を確実に撮影できる。
- RPE マップを活用すると，図 12-③のように，マップで盛りのある方向へ斜めライン撮影を行うと，加齢黄斑変性に伴う PED と SRD といった重要な所見を 1 枚の断層画像のなかに含めて撮影することができる。
- また加齢黄斑変性は経過観察中に PED の大きさや位置が変化するため，撮影時は常に RPE マップを参考に撮影することで，新たな所見を撮影することができる。

図 12　黄斑マップの活用

縦横ラインだけでは，重要な所見を含む断層画像を撮影することができない可能性があるため，それぞれのマップを上手く活用することが大切である。

①

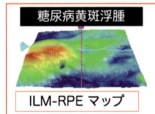
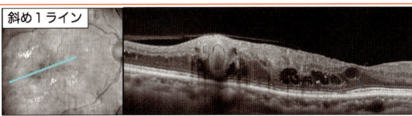

②

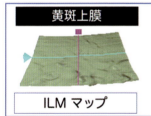
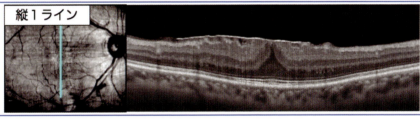

③

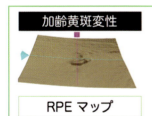
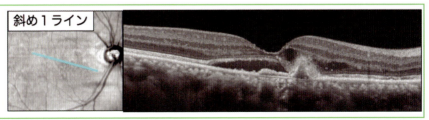

Point !
- 前回と同じラインを正確に撮影し，さらにマップを参考に新たな所見を撮影することは，医師の診断の補助になる。

OCT angiography (OCTA)

- 眼底の血流を評価する検査法としては FA や IA が主流であるが，造影剤によるアレルギー反応や侵襲的，時間的負担という問題があり，頻回に検査を行うことは難しい。
- 近年開発された OCTA は造影剤を用いず，非侵襲的に網脈絡膜血管構造を描出することができるため，受診のたびに微小血管変化を簡便に確認することが可能であり，急速に臨床現場で普及してきている。

OCTA の原理と特徴
造影剤が不要で非侵襲的
- OCTA の基本原理は，同一部位で OCT 計測を 2 回以上実施し，その OCT 画像間のシグナルを比較し，変化がある部位のみを画像化することである。
- 血流がある部位では複数回撮影して得られた OCT 画像間のシグナルに変化がみられるが，それ以外の大部分の組織では OCT 画像間のシグナルに変化はみられない。
- シグナル変化がある部分のみを画像化することで造影剤を用いず非侵襲的に網脈絡膜の血管構造を描出することが可能となった。

血管を層別に分離
- 一定の深さのみの情報を抽出し，前方から見た画像を作成する en face（"面と向かって"という意味）技術を用いることで任意の層の血流を表示することができる。
- 機種により差はあるが，多くの機種で黄斑部の血流を表層網膜毛細血管網（superficial），深層網膜毛細血管網（deep），網膜外層（outer retina），脈絡膜毛細血管（choroid capillary）に分離して表示している（図 13）。

図 13 OCTA

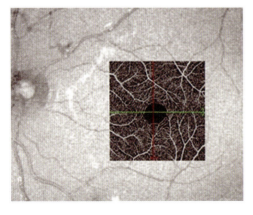
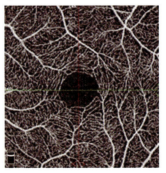
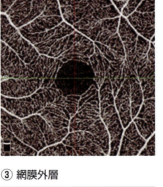
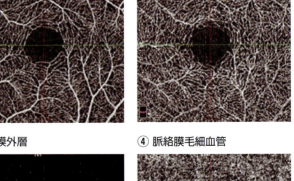

① 表層網膜毛細血管網
② 深層網膜毛細血管網
③ 網膜外層
④ 脈絡膜毛細血管

透過性亢進所見は評価できない

- 従来からある FA や IA は蛍光漏出という形で，血液網膜関門の破綻を捉えることができるが，OCTA ではそのような所見を捉えることができない。
- 一方で，蛍光漏出の影響を受けないため，OCTA では微細な血管構造を描出することができる。

プロジェクションアーチファクト

- OCT は光を利用した検査方法であるため，血管より深部にある組織はシャドーを引いて暗く描出される。
- 前述の通り，OCTA は同一部位の OCT 連続撮影画像を比較し，シグナルが変化している部位のみを画像化し，血管構造を描出しているが，この血管後方のシャドー部位でもシグナル強度の変化が存在する。
- 正常眼では網膜外層には血管構造がないため真っ暗な画像となるはずだが，網膜色素上皮に近い層を選択すると網膜血管構造が描出され，この作り出された血管像はプロジェクションアーチファクトと呼ばれる（図 14）。
- 市販化されている機器ではこのプロジェクションアーチファクトを消すようにプログラムされているため，血管像は写り込まないようになっている。
- セグメンテーションが正確にできない場合には，プロジェクションアーチファクトが違った層に写り込むことがあり，読影の際には注意が必要である。

図 14 プロジェクションアーチファクト

①②ともに網膜外層の OCTA であるが，①ではプロジェクションアーチファクトを取り除くようにプログラムされている。プロジェクションアーチファクトをそのまま表示すると，網膜外層に血管構造が描出される。

①
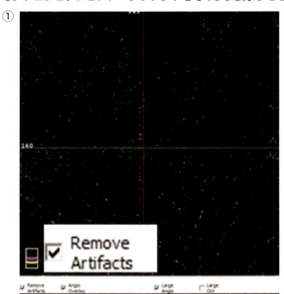
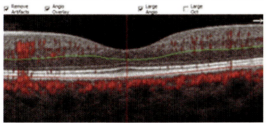

②
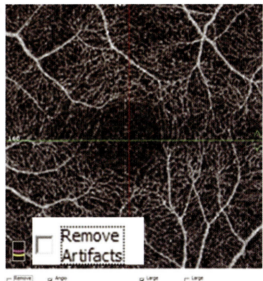
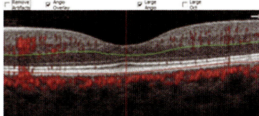

網脈絡膜疾患のOCTA
糖尿病網膜症
- 蛍光漏出を捉えることができないという欠点があるが，蛍光漏出の影響がないためにFAよりも明瞭に微細な血管構造を捉えることができる（図15）。

加齢黄斑変性
- 網膜外層や脈絡膜毛細血管に広がる脈絡膜新生血管を非侵襲的に描出できる（図16）。

図15　糖尿病網膜症

① FA 早期

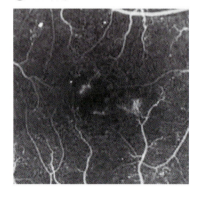

② FA 後期

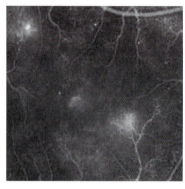

③ OCTA

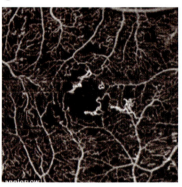

図16　加齢黄斑変性

① OCT

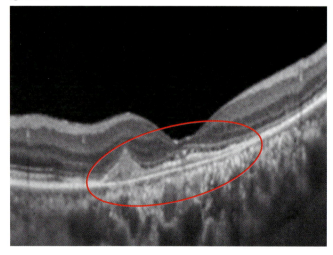

② OCTA：網膜外層

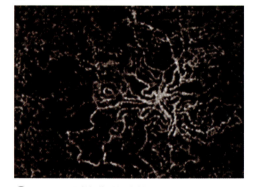

③ OCTA：脈絡膜毛細血管

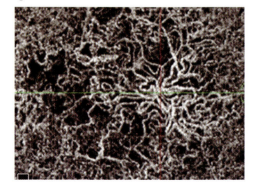

鮮明な画像を撮影するためのポイント

トラッキング機能を使用

- 連続撮影された OCT 画像を元に，血管内の赤血球の動きを画像処理した血管造影で，造影画像を適正に判断するには途切れのない血管像が求められる。
- そのため撮影時には必ずトラッキング機能を ON の状態で行う。試験的にトラッキング OFF の状態で，撮影中に 2 回連続で瞬目した場合，**図 17-①**の緑矢印のように瞬目のタイミングで画像がグレーに抜けるが，トラッキング ON で撮影すると同じタイミングの瞬目でも OCTA 画像は鮮明である。
- 同様にトラッキング OFF で固視不良の場合，**図 17-②**の赤矢印のように固視不良のタイミングで画像がズレるが，トラッキング ON で撮影すると同じタイミングの固視不良でもズレのない鮮明な OCTA 画像を撮影できる。
- 中間透光体の混濁はできるだけ避けるように測定光の入射位置を調整して撮影する。

図 17　トラッキング機能を使用する

OCTA の撮影時にトラッキング機能を ON にすることで，瞬目による緑矢印のようなグレーの抜けや，赤矢印のようなズレを改善した鮮明な画像を撮影できる（6 mm × 6 mm OCTA）。

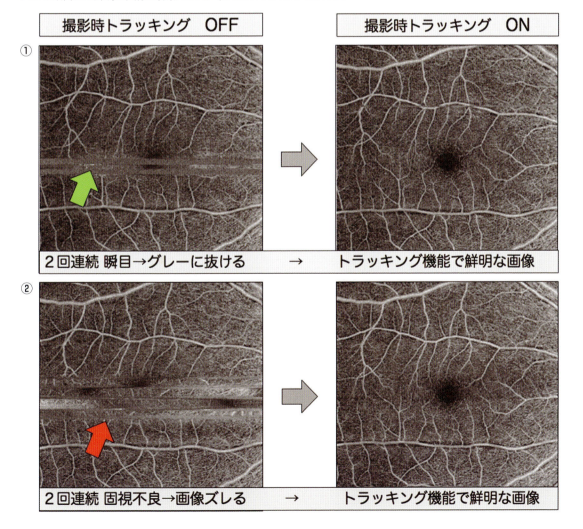

信号強度（signal strength；SS）10 を得るためのテクニック

- OCTA において，信号強度（SS）が 10 に近いほど毛細血管が綺麗に抽出された画像となるため，前述した OCT 撮影の 3 つの撮影手順を正確に行うことが重要になる。
- 例えば，図 18-①のように測定光の入射位置を中心にすると，OCTA 画像は SS（10）となり，表層・深層ともに毛細血管が綺麗に抽出されている。
- そこで入射位置を耳側へ移動させると断層画像が傾き，OCTA 画像は SS（9）となり，表層・深層ともに網膜からの反射が弱い鼻側の毛細血管がやや不鮮明になる（図 18-①，緑矢印）。
- 次に，図 19-②のように眼底画像のピントが合っていない状態にすると，OCTA 画像は SS（7）となり毛細血管は表層・深層ともに不鮮明になる。
- 次に，図 20-②のように，断層画像の位置を下げると断層画像が不鮮明になり，OCTA 画像は SS（8）となり，図 20-①の SS（10）と詳細に比較すると深層の毛細血管がやや不鮮明になる。
- このように OCTA では通常の OCT 撮影以上に，測定光の入射位置調整，眼底画像のピント調整，断層画像の位置調整を慎重に行う必要があるといえる。

p.124-126「OCTA の原理と特徴」「網脈絡膜の OCTA」は東京女子医科大学 長谷川泰司先生のご厚意による

図 18　測定光の入射位置による結果の差

　　　　右眼 3 mm × 3 mm OCTA 撮影画面　　　　　　OCTA 表層　　　　　　OCTA 深層

① 瞳孔中心から入射し SS（10）で鮮明な画像。

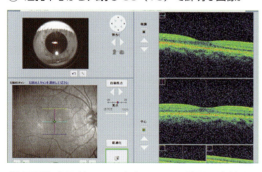
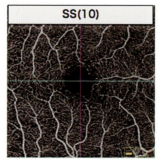
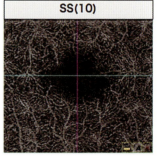

② 耳側から入射し SS（9）となった結果，鼻側がやや不鮮明となった。

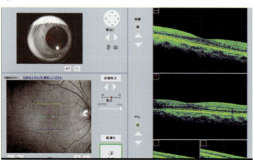
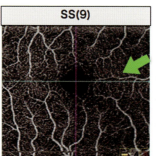
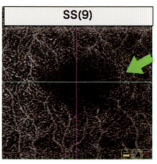

図 19　眼底画像のピントによる結果の差

　　　右眼 3 mm × 3 mm OCTA 撮影画面　　　　　　　OCTA 表層　　　　　　　OCTA 深層

① 眼底画像のピントが合っており SS（10）で鮮明な画像。

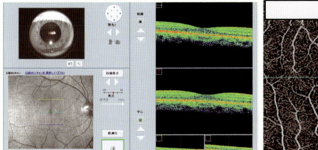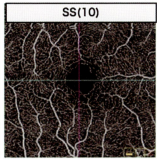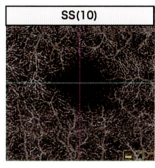

② 眼底画像のピントが合っていない状態で SS（7）となった結果，表層・深層ともに不鮮明となった。

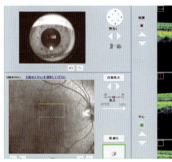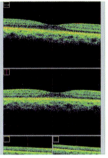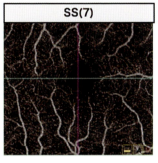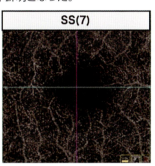

図 20　断層画像の位置による結果の差

　　　右眼 3 mm × 3 mm OCTA 撮影画面　　　　　　　OCTA 表層　　　　　　　OCTA 深層

① 断層画像を画面上方で撮影し SS（10）で鮮明な画像。

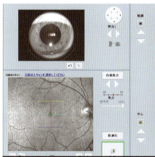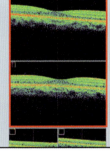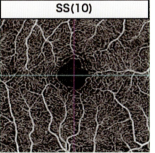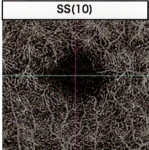

② 断層画像を画面下方で撮影し SS（8）となった結果，深層がやや不鮮明となった。

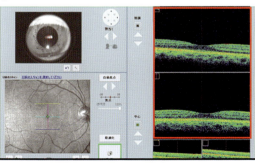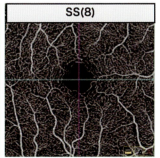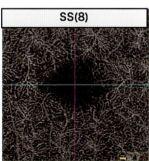

2 撮影の実際／光干渉断層計（OCT）

緑内障

緑内障を対象としたOCTの特徴

- 緑内障を対象としたOCTは定量的解析が主となる。
- 網膜疾患を対象としたOCTは，例えば加齢黄斑変性における脈絡膜新生血管や，網膜静脈分枝閉塞症における黄斑浮腫の観察など定性的（形態学的）解析が主となる。
- その一方で，緑内障を対象としたOCTは，網膜形態を観察することは少ない。
- 緑内障のOCTでは，撮影後の画像を同年代の正常眼データ（機器によりインストールされている正常眼のデータベースは異なる）と比較をして，どの程度，網膜の厚みが薄いかという定量的解析が主となり，客観的データ（数値）が重要視をされる（図1）。

図1 緑内障眼を対象としたOCT画像

緑内障OCTは，同年代の正常眼と比較をしてどの程度，網膜の厚みが薄いかという定量的な情報が重要視される。

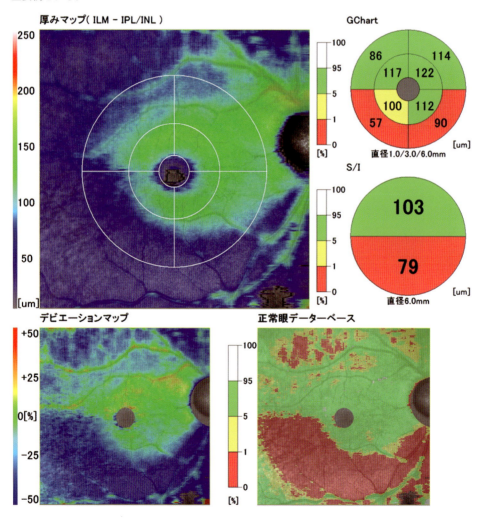

- 緑内障 OCT における客観的データは，網膜の全層から厚み情報を収集するのではなく，網膜神経線維層，神経節細胞層（GCL），内網状層（IPL）からなる網膜神経節細胞複合体（ganglion cell complex）の「厚み」情報から判定をされる（図2）。
- そのため撮影者（検者）は，客観的データの基となる網膜神経節細胞複合体の正確な境界描線を意識して撮影を行う必要がある。

図2　網膜神経節細胞複合体に境界描線をした画像

高い質の OCT 画像であれば網膜神経線維層，神経節細胞層，内網状層に機器が自動的かつ正確に境界線を引くことが可能となる。

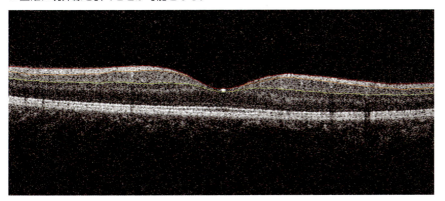

緑内障モード

- 現在市販されている OCT にはさまざまな測定モードが搭載をされている。
- 緑内障 OCT において初期から搭載をされている測定モードは，乳頭周囲を円状に走査するものが知られている（図3）。
- 乳頭周囲を円状に走査するモードは，1本の走査線上から得られる断面像から網膜神経線維の厚みの評価が行われるため，測定部位が限局的である。昨今では，乳頭を中心として一定範囲を撮影し，網膜神経線維層の厚みを評価するモード（図4）や，黄斑部を中心として一定範囲を撮影し，内境界膜から内網状層外縁までの厚み（網膜神経節細胞複合体）を評価するモード（図5）が登場し，緑内障診断の補助として活用をされている。
- さらに，OCT 画像から視神経乳頭の立体画像を構築することが可能で，多角度から視神経の形態を観察することができる（図6）。

図3　乳頭周囲を円状に走査する測定モード

測定サークルの中央に乳頭を保持することで，乳頭周囲の網膜神経線維層厚を評価できる。

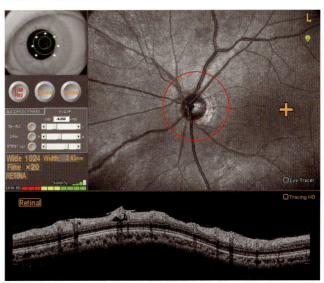

図4　乳頭を中心として一定範囲を走査する測定モード

乳頭周囲の網膜神経線維層を評価するモードで，同年代の正常眼と比較をして観察をすることができる。

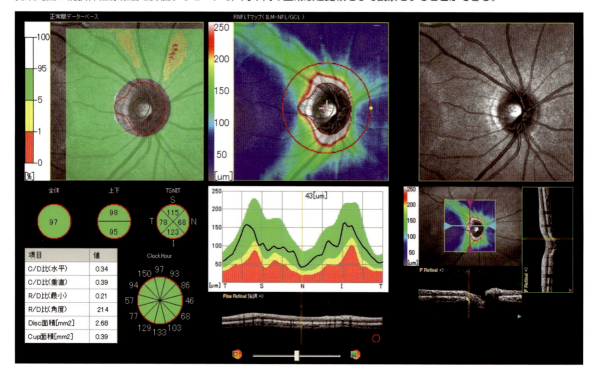

図5　黄斑部を中心として一定範囲を走査する測定モード

黄斑部周囲の網膜神経節細胞複合体を評価するモードで，同年代の正常眼と比較をして観察をすることができる。

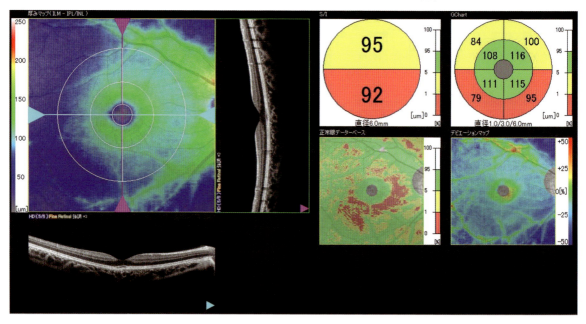

図6 OCT画像から構築される視神経乳頭の立体画像

OCT画像から視神経乳頭部の立体画像を構築することが可能である。マウス操作により，多角度から観察することもできる。

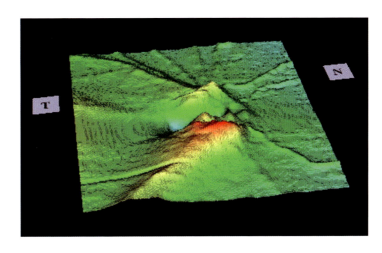

経過観察（フォローアップ）モード

- 緑内障では長期的な管理が必要となる。現在市販をされているOCTのなかには，過去から現在に至るまで撮影された画像を経時的に観察することが可能なフォローアップモード（各社で呼び名は異なる）が搭載をされた機種がある（図7）。
- そしてOCTによる自動解析の特性を活かし，微細な変化を捉えることが可能となっている。
- フォローアップモードは，カラーマップなどで表示可能な機種があり，緑内障性変化を理解しやすい。なおフォローアップモードは，同一機器（機種）で撮影をされた画像により有効となる解析モードである。
- 他院からの紹介状に添付された画像など，複数の機器で撮影をされた緑内障OCTの画像を経時的観察する際には，評価を行っているのがどの網膜層であるのかを確認し比較を行う必要がある。

図7 経時的変化を観察することができるフォローアップモードを使用した1例

過去のデータ（左側）から現在のデータ（右側）を並べて表示させることが可能である。そして，基準となる過去のデータと比較して，どの程度厚みが変化をしているかを数値化して観察することが可能である。

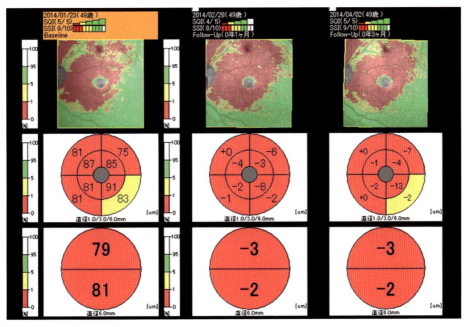

測定時の注意点

- 「緑内障を対象としたOCTの特徴」の項でも述べたように、緑内障OCTでは形態学的観察を主とすることはなく、網膜内層の厚みから評価される定量的観察が主体となる。網膜内層厚の評価の精度は、網膜各層の境界描線の精度と比例する。
- そのため、緑内障では、網膜疾患を対象としたOCT以上にアーチファクトの影響を除外した撮影を意識する必要がある（p.117参照）。

高感度部位での撮影

- 現在主流のspectral domain OCTでは、出力画面の上方で高解像度の画像となる特徴がある（図8）。撮影の際は高感度となる画面上方にOCT像をもっていく必要がある。

中間透光体の影響

- 白内障を始めとした中間透光体の混濁が混入する症例では、入射光の位置を変えて混濁を避けた撮影を意識する必要がある（図9）。

図8　撮影位置に伴う画像の質の変化

Spectral domain OCTは出力画面上方（画像左側）で高解像となり、出力画面下方に向かうに従いノイズの多い画像となる。

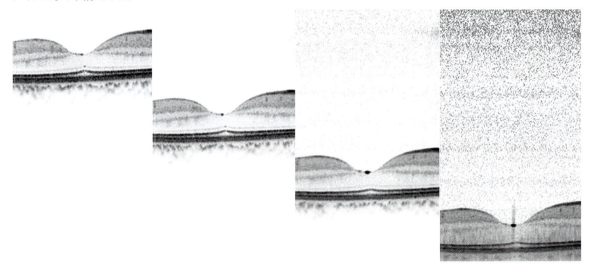

図9 中間透光体の混濁が混入する症例での撮影

①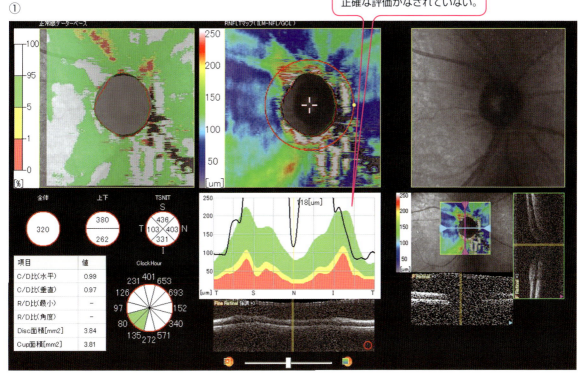

中間透光体の混濁が混入し、正確な評価がなされていない。

②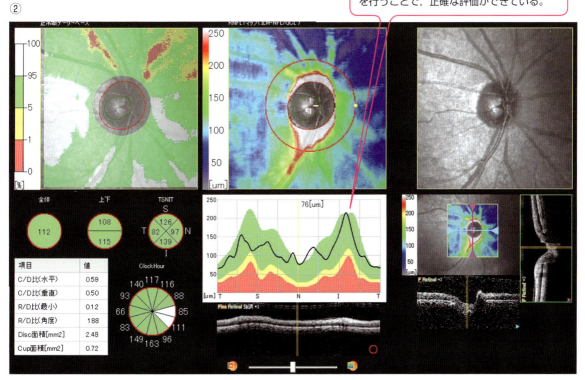

①と同症例。中間透光体の混濁を避けて撮影を行うことで、正確な評価ができている。

解析部位を意識した撮影

- 緑内障における定量的解析で必要となるエリアは限定的である。
- 機器によって撮影エリアは異なるが，基本的な手法としては，広く撮影して解析に必要なエリアを抽出する（図10）。
- そのため，撮影の際は必ずしも出力画面全体に綺麗な画像を収める必要はない。
- 強度近視眼では眼軸の延長に伴い，OCTの撮影画面に全体像を収めることが困難な場合がある。そのような場合は，最低限，解析に必要なエリアの情報の獲得に集中して撮影を行うことで必要最低限の評価は可能である（図11）。

図10　定量的解析で必要となるエリア

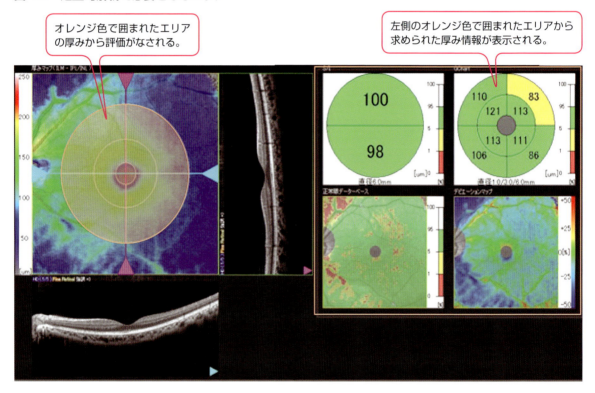

図11 強度近視眼における緑内障解析の1例

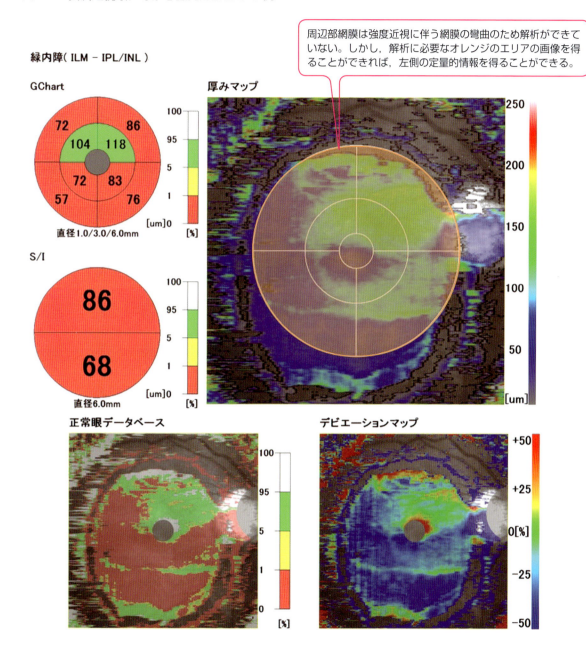

周辺部網膜は強度近視に伴う網膜の彎曲のため解析ができていない。しかし，解析に必要なオレンジのエリアの画像を得ることができれば，左側の定量的情報を得ることができる。

機種別緑内障 OCT の特徴

- 長眼軸眼では網膜内層厚が菲薄化をすることが知られている[1]。
- そのため正常眼であっても，同年代正常データベースと比較をした際に異常（菲薄化）として解析をされることがある。NIDEK 社の OCT（RS-3000 シリーズ）は長眼軸長データベースがインストールされているため，長眼軸眼の影響を考慮した解析が可能である。
- また緑内障 OCT では，黄斑部を中心とした網膜内層厚の評価と，乳頭部を中心とした網膜神経節細胞層の評価を，別々のプロトコルで撮影を行うことが一般的である（図12）。
- そして，各部位を撮影するためには内部視標の移動が必須となる。
- しかし緑内障患者は視野異常などのため内部視標を視認することが困難なケースが多く，検者は固視誘導に労力を必要とすることがある。
- そのようななか，TOPCON 社の OCT（DRI OCT Trition）では，12 × 9mm のワイドエリアスキャンの特徴を活かし，一度の操作で黄斑部および乳頭部を中心とした網膜内層の評価が可能という特徴があり（図13），患者にとっても検者にとってもストレスの少ない条件下での撮影が可能である。

図12 緑内障 OCT における撮影部位のイメージ

オレンジ色の黄斑部周囲を撮影した画像と，青色の視神経乳頭部周囲を撮影した画像を合わせて解析することで，緑内障の障害進行を評価することができる。そのためには別々の撮影プロトコルで 2 枚の画像を撮影する必要がある。

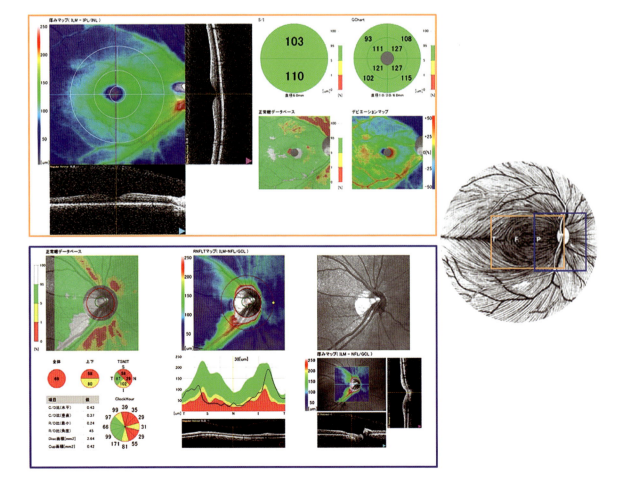

図13 DRI OCT Triton (TOPCON) での緑内障レポート画像

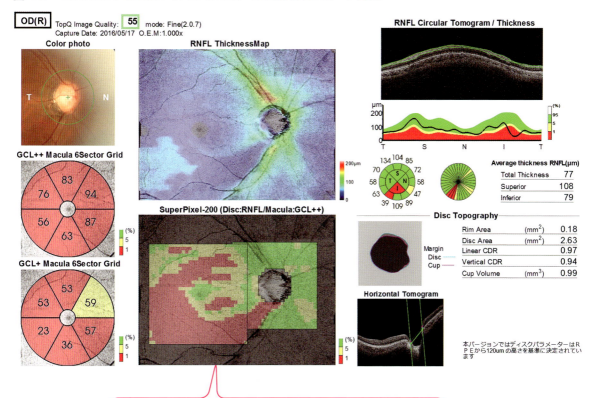

TOPCON社のDRI OCT Tritonでは広範囲のエリアをスキャンすることで，1度の撮影で，黄斑部周囲の網膜神経節細胞複合体の評価と，視神経乳頭周囲の網膜神経節細胞の厚みを評価することができる。

文　献

1) Kim NR, et al: Determinants of perimacular inner retinal layer thickness in normal eyes measured by Fourier-domain optical coherence tomography. Invest Ophthalmol Vis Sci, 2011, 52, 3413-3418.

3 こんな時どうする？／一般外来で
眼瞼下垂，瞼裂狭小

眼瞼の構造について

- 眼瞼は睫毛，筋肉や腺組織などをもつ眼瞼皮膚，これらの裏側にある眼瞼結膜からなっている。
- 開瞼は上眼瞼挙筋，瞼板筋によって行われ，閉瞼は眼輪筋によって行われる（図1）。
- 眼瞼の形状は一重瞼，二重瞼，奥二重，三重瞼（図2）などがあり，この重瞼線は，眼瞼挙筋腱膜が眼輪筋に入り込む位置で形成されており，眼窩脂肪が多い場合は重瞼線が形成されずに一重瞼となる。
- 上下眼瞼の開き具合，瞼の形状，厚み，睫毛の向き，長さなど患者それぞれで異なるため撮影時には上下眼瞼の影響を受けやすくなる。

図1　上眼瞼の構造

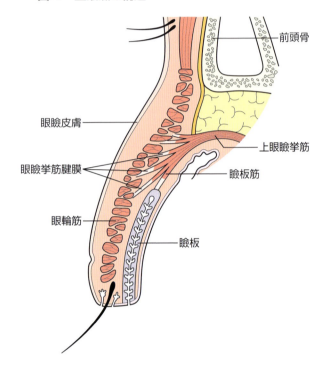

図2　20〜40歳代女性の坐位正面

| ① 一重瞼 | ② 二重瞼 | ③ 奥二重 | ④ 三重瞼 |

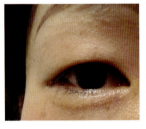 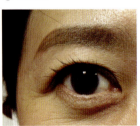 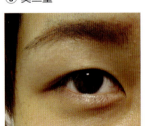 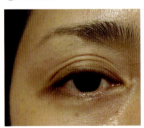

眼底カメラ

- 上眼瞼を挙上せずに睫毛が瞳孔領を覆っている状態で撮影を行うと画像の下方が白くなり，睫毛の写り込みなどもみられ，アーチファクトの原因となる（図3）。
- 上眼瞼の挙上方向によって瞼の開きが異なるため，挙上方向には注意を払う必要がある。
- 必要以上に挙上を行うと角膜の乾燥や流涙を生じてしまうため，撮影時は適度な瞬目を促すように患者への声かけも必要となる。

撮影者（検者）が1人で撮影を行う場合

- 右眼の眼底写真を撮る場合，検査員は左手で患者の上眼瞼の挙上を行う．この時，耳側へ上眼瞼の挙上を行うと下眼瞼も引き上げられ瞼裂幅が小さくなってしまうため（図4），上眼瞼縁を前頭骨の方向へ挙上し，画像のなかに上眼瞼や睫毛が写り込むのを防ぐように挙上を行う（図5）．
- 図5の方法で上眼瞼を挙上し撮影した眼底画像を示す（図6）．
- また瞳孔領に上下眼瞼が覆っている場合や，瞼裂狭小などで上下の眼瞼を開くときは，人差し指と親指を使い睫毛が外反すように上下の開瞼を行う（図7）．

介助者を頼む場合

- 介助者に挙上を頼む場合は，介助者の指，患者の瞼，睫毛が画像のなかに写り込まないように挙上を行う．

図3　睫毛が瞳孔領を覆っており，画像の下方が白く写っている

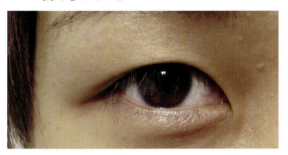
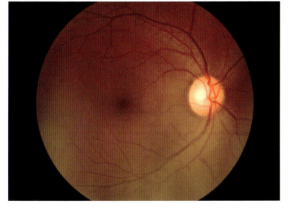

図6　上眼瞼挙上時の眼底画像

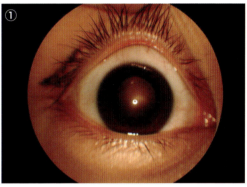
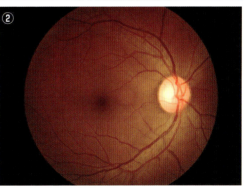

図4　上眼瞼を耳側へ挙上

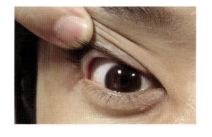

図5　上眼瞼の挙上方向

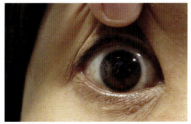

図7　上下眼瞼の開瞼

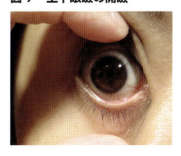

Optos

- 広角眼底カメラは従来の眼底カメラに比べ眼球中心から 200°の撮影画角が可能であり，1 回の撮影で眼底の周辺部まで観察が可能である。
- 綺麗な眼底画像を撮るには上眼瞼，下眼瞼，睫毛が画像のなかに写り込まないように行う。
- 従来の眼底カメラと異なり，患者が Optos のドーム内を覗き込むため顔をフェイスパッド，額受けストラップ（図 8）に密着させなければならず，従来の眼底カメラよりも上下眼瞼，睫毛の影響を受けやすくなる。
- 上眼瞼を挙上せずに撮影を行うと，画像の下方に上眼瞼と睫毛の写り込みがみられる（図 9）。撮影者は，撮影前に上眼瞼を挙上する理由を患者へ説明する必要がある。
- 上眼瞼を粘着テープで挙上すると，上眼瞼と睫毛の写り込みはみられず，眼底下方の情報も得られる（図 10）。
- 挙上の方法には，粘着テープ，手で上下眼瞼を開瞼，使い捨て開瞼器を使用する方法がある。

図 8　Optos の前面画像

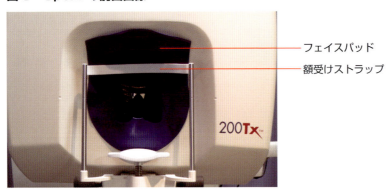

フェイスパッド
額受けストラップ

図 9　睫毛が瞳孔を覆っているため睫毛，上眼瞼の写り込みがみられる

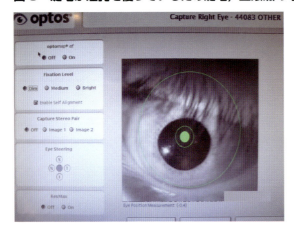
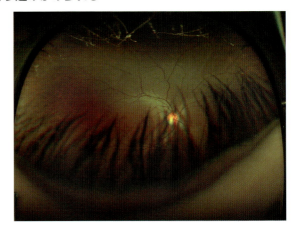

粘着テープによる上下眼瞼挙上方法

- 粘着テープには，サージカルテープ（医療補助用不織布サージカルテープ），キープポア（微小孔つき通気性ポリエチレンサージカルテープ）などがあり，当院では幅が広いタイプを使用している（図11）。
- 粘着テープを患者に使用する際には，テープによるアレルギーの有無，皮膚が弱くないか，など粘着テープ使用の許可を患者に得てから使用する。
- 患者の皮膚から粘着テープを剥がす際に剥がしやすくするため，上下眼瞼に貼るテープの上下側を，それぞれ折り返しておく。また，上下眼瞼縁に沿うように粘着テープをラウンドカットして使用する（図12）。
- まず，患者には上方視してもらう。

図10　上眼瞼挙上時の画像

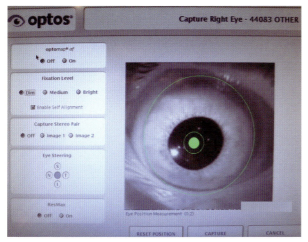

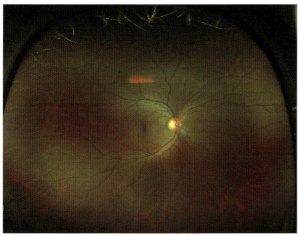

図11　粘着テープの種類

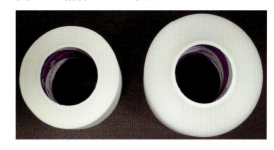

図12　テープの折り返しとラウンドカット

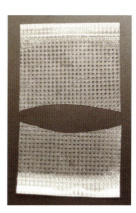

143

- 下眼瞼と睫毛の写り込みを防ぐには，下眼瞼から約 1 mm 程度ずらした場所に下眼瞼と睫毛が外反するように，睫毛と一緒に下眼瞼を下げた状態で粘着テープを貼る（図 13-①）。
- 次に閉瞼してもらう。上眼瞼の睫毛の下に粘着テープを入れ軽く押さえたのちに少量剥がし，その後軽く挙上する（図 13-②～④）。
- 上下眼瞼ともに睫毛を外反させた状態で Optos の顎台に顔をのせてもらう（図 13-⑤，⑥）。
- 撮影が終わり粘着テープを剥がす際には，睫毛が抜けないように根元を軽く押さえながら剥がす。
- 上眼瞼が厚い瞼の場合は，粘着テープの 2 枚貼りを行う。1 枚は上眼瞼の耳側を外上方に貼り，もう 1 枚は上眼瞼縁を前頭骨の方向へ挙上しながら貼る（図 14）。

手による上下眼瞼開瞼方法
- 右眼の撮影時，撮影者（検者）は耳側から左手で上下眼瞼と睫毛が外反するように開瞼を行う（図 15）。

開瞼器の使用方法
- 瞼裂狭小や開瞼しにくい患者には，使い捨て開瞼器の HOYA イージースペック（単回使用開瞼器）を用いることもある。
- 検査中に誤って開瞼器が外れドーム内に落ち込んでも取り出しが行えるように，開瞼器にナイロンの釣り糸を付けて使用する（図 16）。

図 13　粘着テープよる開瞼方法

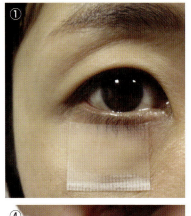
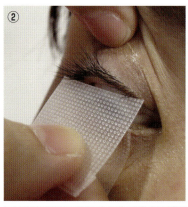
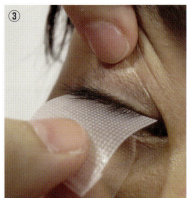
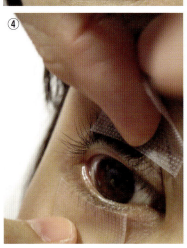
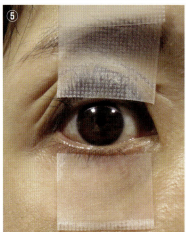
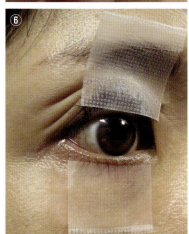

図 14　上眼瞼が厚い場合の粘着テープによる挙上方法

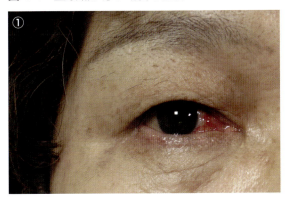
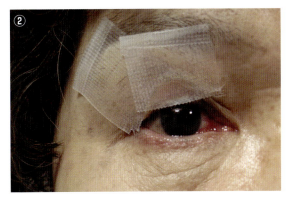

図 15　手による上下眼瞼開瞼方法

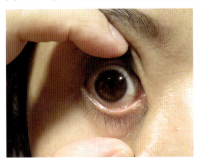

図 16　HOYA イージースペックにナイロンの釣り糸を付けて使用

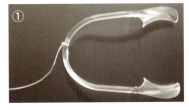
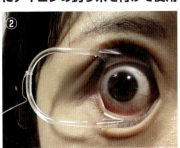

介助者を頼む場合

- 撮影者が 1 人で撮影を試みても額が外れたり，開瞼が小さく画像に睫毛や上下眼瞼が写り込む場合には介助者を頼む。
- 患者の頭部がフェイスパッド，額受けストラップから離れないように，介助者は後方から頭部を押さえる（図 17）。

図 17　介助者を頼み撮影

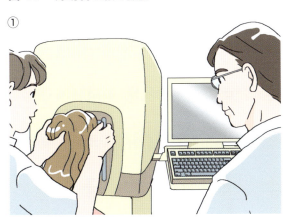
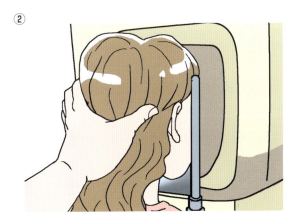

- また介助者の指，患者の上下眼瞼，睫毛が画像のなかに写り込まないように挙上を行う。
- 加齢変化によって皮膚の表面に小じわや深いしわができてくるとともに上眼瞼や下眼瞼が変形するため，高齢者の眼底画像を綺麗に撮るには上下眼瞼の挙上が必要となる（図18）。
- 挙上時の画像（図19，20）を示す。
- 瞼裂狭小の患者に粘着テープで上下眼瞼の挙上を行った場合，ピントを合わせる時点で画像のなかに瞼の写り込みがみられる。この状況のまま撮影を行うと瞼の影響で下方の詳細な画像が得られないと考えられる（図21）。
- 同じ患者に使い捨て開瞼器，HOYAイージースペックを用いて撮影。ピントを合わせる時点で画像のなかに瞼の写り込みはみられず，綺麗な眼底写真を撮ることができる（図22）。

図18　60～80歳代女性の坐位正面眼瞼の形状変化

① 60歳代　② 70歳代　③ 70歳代　④ 80歳代

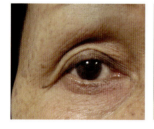
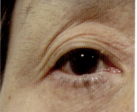
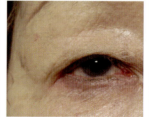
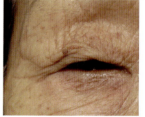

図19　上下眼瞼挙上時

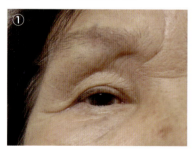
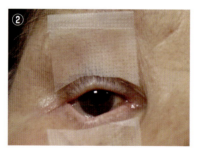

図20　眼窩溝，目袋がみられる眼瞼を上下眼瞼挙上時

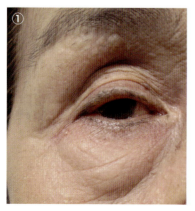
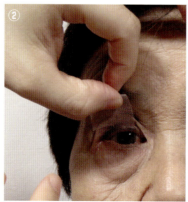
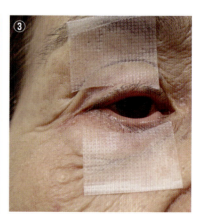

図21　眼瞼を挙上しても瞼の写り込みがみられる

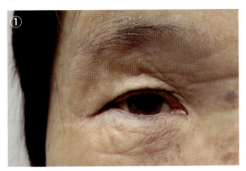
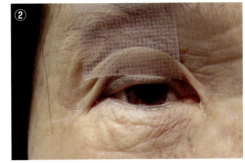
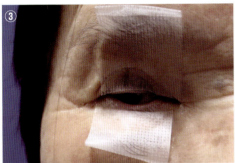
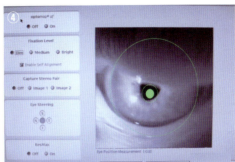

図22　HOYAイージースペックを使用して撮影

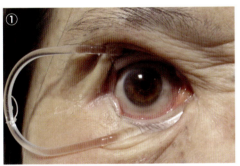
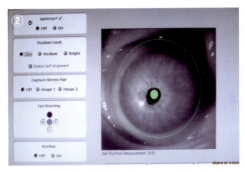
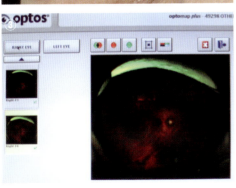
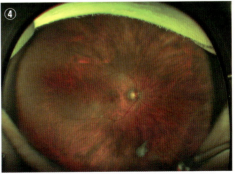

文献

1) 野田実香 編：眼瞼手術に必要な解剖．眼手術学2 眼瞼，文光堂，2013, 2-15.
2) 大野重昭 監修，木下 茂，中澤 満 編：眼瞼，結膜，涙器．標準眼科学，第11版，医学書院，2010, 174-175.
3) 平形明人，ほか編：超広角でみる眼底病変診断，メジカルビュー社，2015, 2-5.
4) 金子 務：眼底写真撮影．眼科ケア，2016, 18(5), 468-475.

3 こんな時どうする？／一般外来で　光路の障害

小瞳孔（眼底カメラの場合）

小瞳孔モードを使おう

- 機器により撮影できる最小瞳孔径は決まっている。
- 約5.5mm前後が50°で撮影可能な最小瞳孔径であるが，小瞳孔モード（図1）を用いることにより3.3〜4.0mm程度まで撮影が可能になる。
- Kowaの眼底カメラの場合，小瞳孔モードを用いると画角が50〜45°に自動的にマスクがかかり，周辺部のアーチファクトを取り除くように設定されている（図2）。
- トプコンのものは，小瞳孔モードを使用しても画角は50°のままで，そのまま撮影すると周囲にアーチファクトが入ってしまう。そのため少し通常のワーキングディスタンスより，少し角膜寄りにすることで周囲のアーチファクトを消すことができる。また，任意に35°にすることで通常のワーキングディスタンスでもアーチファクトを消すことができる。

小瞳孔モードを用いても影が生じる場合

- 小瞳孔モードを用いたとしても影が生じてしまうことがある。その場合，薄い影であれば，フラッシュ光量を1〜2段程度上げ撮影することで影を消すことができる（図3）。
- 影が濃い場合は，ワーキングディスタンスは通常のままで，撮影光路だけを変えて左右1枚ずつ，つまり計2枚撮影することで表現することができる。左右で濃い影が黄斑部や撮影部位から消えない場合は，上下に光路を動かすことで，消える場合もあるため，左右上下をためし（図4），使用するものだけを撮影して診療録に添付する（図5）。

図1　① 操作パネル

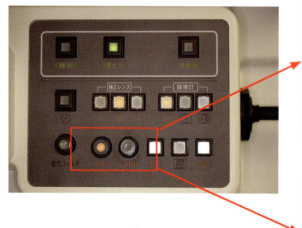

② 小瞳孔モードOFF状態

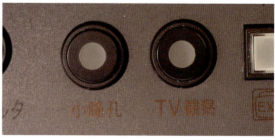

③ 小瞳孔モードON状態

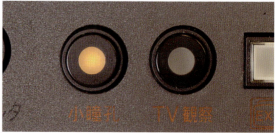

図2　小瞳孔モード

① 使用しないもの

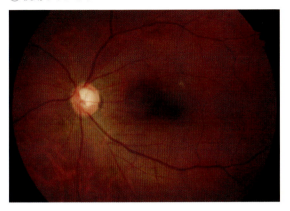

② 使用したもの。興和の眼底カメラではマスクがかかり画角が45°になる。

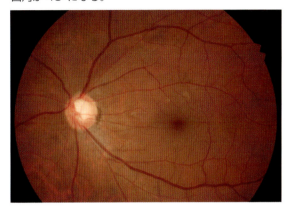

図3　撮影光量ダイヤル

① 小瞳孔モードを用い0で撮影したもの

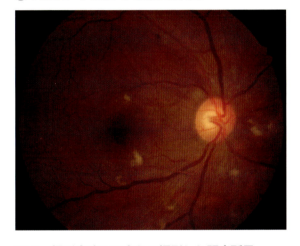

② +1で撮影したもの。黄斑の影が消えていることがわかる。

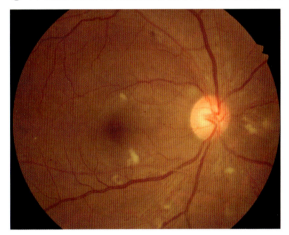

図4　撮影光路のみ変えて撮影した眼底所見

実際にはこの4方向は撮影する必要がなく使用するものだけを撮影すればよい。

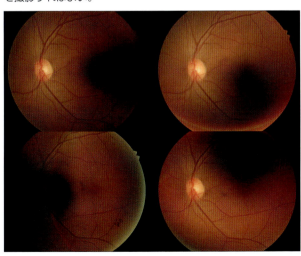

図5　撮影光路を左右に移動したものを合成した写真

合成はあえて行わなくても良い。所見が網羅できていればよい。

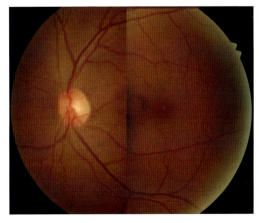

3 こんな時どうする？／一般外来で　光路の障害

角膜混濁，水晶体混濁（白内障），硝子体混濁

角膜混濁，水晶体混濁（白内障）

- 角膜混濁や水晶体混濁のある症例では，混濁の少ない部分（図1）を瞳孔中心と考え検査を進める。
- 眼底カメラの場合，混濁の少ない部分の中心より光を入れ，ワーキングドットを無視した状態で検査を行う（図2-①）。ワーキングドットに気をとられると，いつの間にか瞳孔中心に撮影光路が来てしまうため（図2-②），ワーキングドットをOFF（図3）にして撮影する。そのほうが視覚的に余計な情報が入らず容易に検査を進めることができる（図4）。
- OCTやSLOでは，2～2.5mm程度の瞳孔径より撮影が可能なため，混濁の一番少ない部分を探し撮影する。ただし，眼底カメラ型のOCTや観察光に赤外フィルター（IRフィルター）を用いたものでは，眼底観察に3.5mm程度の散瞳が必要なものもあるため取扱説明書で確認する。

硝子体混濁

- 眼底カメラの場合，眼底と硝子体混濁の両方を写したい場合も多く，混濁は気にせず撮影する。
- サルコイドーシスや仮面症候群では硝子体混濁自体を撮影することがある。その場合，ピントを合わせに用いるスプリット輝線は使用できないため，しっかり視度調節した状態で混濁にピントを合わせ撮影する。仮面症候群の場合は，＋の補助レンズを挿入し硝子体混濁にピントを合わせ撮影する。その際，通常のワーキングディスタンスで硝子体混濁が写らない場合は，カメラを手前に引きピントの合う部分で撮影する。
- OCTの場合，硝子体を撮影したいとき以外は硝子体混濁が測定の妨げとなるため，まず眼球運動をさせて硝子体混濁やWeiss ringが可動するか確認する。可動するようであれば上下左右に1方向ずつ眼球運動をさせ一番可動する部位をみつける。その後スキャン部位を確定し硝子体が一番可動する方向に眼球を動かしてもらい，素早く固視目標に眼球を戻してもらう。固視が安定したら手早く撮影を開始し検査を終える（図5）。可動しない場合は，入射光路を少し変えることで回避できる場合もある。また，可動の少ない硝子体混濁でも重力で下方に移動する場合があるので，検査機器に顔を載せてもらったまましばらく待つことも大切である。
- SLOの場合，混濁が邪魔になるようならばOCT同様に検査を進める（造影検査は除く）。

図1　白内障症例

各検査機器を手前に引くことで白内障の状態を確認できるので，できるだけ混濁の少ない中心部分よりアプローチする。

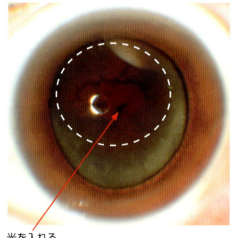

光を入れる

図2 ワーキングドット ON 時のファインダー像

さらに眼底を覗きながら必要部位が写るようにジョイスティックを操作する。この時ワーキングドットは無視する。

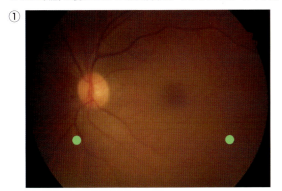

図3 ワーキングドット OFF

ワーキングドットが気になる場合は OFF にして撮影する。

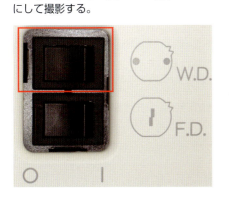

図4 ワーキングドット OFF 時のファインダー像

余計な情報がないため結果的に早くきれいな画像が取得できる。

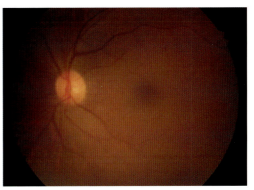

図5 Weiss ring を移動させる

定量解析の部位にある場合できるだけ硝子体を可動させて測定する。また，測定画面に写っていても定量解析の外にあれば何ら問題はない。

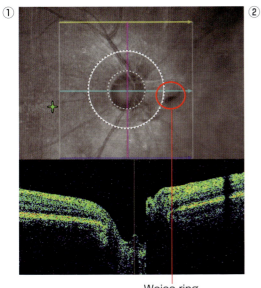

Weiss ring

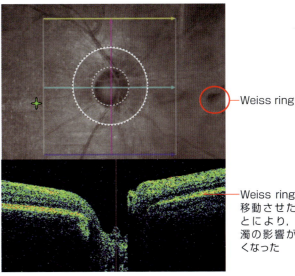

Weiss ring

Weiss ring を移動させたことにより，混濁の影響がなくなった

3 こんな時どうする？／一般外来で

強度近視

補正レンズの使用

- 眼底カメラは通常−15〜＋15D程度，補正レンズなしで撮影できる。それを超える近視眼では（−）の補正レンズを使用する。補正レンズを使用した場合，ピント合わせに用いるスプリット輝線が使えなくなるため，検査前に視度調節をしっかり行う。

眼底の症状に合わせ撮影する

- 豹紋状眼底を呈する場合，通常の撮影光量では露出オーバーになることがある（図1-①）。その場合，脈絡膜や病変部が露出オーバーにならないよう，撮影光量を下げて撮影する（図1-②）。反対に光量不足に陥ることもあり，個々の症例や疾患に対し最適な光量を選択する。
- 後部ぶどう腫や傾斜乳頭などでは，同じ後極部でも眼球形状のためピントが異なる。そのため，黄斑部と疾患部位にピントを合わせたもの2枚を撮影し診療録に添付する。
- 強度近視眼では，眼底像に黒点が写り込むことがある（図2白矢印）。これは，角膜反射などを避けるために眼底カメラ内部に黒点が設けられているためで，強度近視眼ではしばしばこれが生じてしまう。その場合，中心窩や病変部位（図2黒丸で囲んだ部分）に黒点が重ならないように固視誘導することで回避することができる（図2-②）。また，黒点が眼底写真に写り込んでいることを診療録に記載することも大切である。
- 近視による黄斑出血に遭遇した場合，通常に眼底写真を撮影するだけでは出血が脈絡膜血管と重なり，写らない，もしくは写りにくい場合がある（図3-①）。その場合，眼底カメラに内蔵のグリーンフィルターをもちいることで，網膜血管や出血をコントラストの高い「黒」として写し出すことができる（図3-②）。これは，グリーンフィルター（図4）が赤色の成分を吸収（レッドフリー）するためで，強度近視眼だけでなく緑内障の網膜神経線維層欠損（NFLD）や微小な網膜毛細血管瘤（MA），しみ状出血なども黒としてはっきり写し出すことができる。また，フィルターが内蔵されていない機種でも，画像ファイリングシステムに付属のソフトウエアを用いることで同様の効果を得ることができる（図5）。このような症例では，レッドフリー画像を診療録に添付することで，出血塊の経過観察や病状の説明にとても役に立つことがわかる。
- OCTやSLOで眼底にピントが合う範囲は機種にもよるが，±15D〜20D程度で，それ以上の強度近視眼では，何か方法を考える必要がある。
- ソフトコンタクトレンズ（SCL）装用者の場合，そのまま撮影を行う場合もあるが，サークルレンズでは，模様部分が暗くなることもあるため，検眼レンズを装用し対処したほうが簡便である。その場合，検眼枠が下方にズレないよう額にテープで固定する。

図1 豹紋状眼底の症例

① 通常の撮影光量で撮影したもの
脈絡膜血管の一部が露出オーバーになり血管がつぶれてしまっている。

② －1の撮影光量で撮影したもの

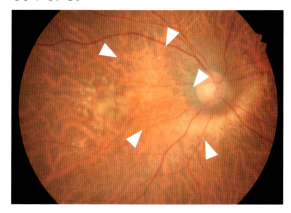
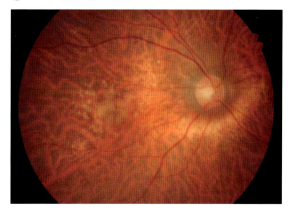

図2 黄斑部にFuchs斑が確認できる（黒丸で囲んだ部分）強度近視眼の症例

① Fuchs斑に黒点（白矢印）が重なり病変が隠れている。

② 固視灯を動かすことでFuchs斑と黒点が重ならないように撮影している。

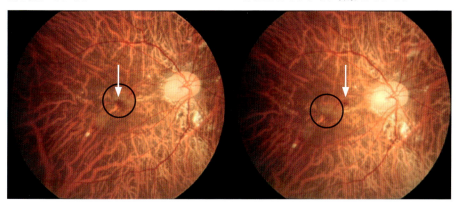

図3 黄斑出血の症例

① 脈絡膜血管と同化しわかりにくいが，よくみると出血が確認できる

② グリーンフィルターを用いて撮影したもの
①とは異なりはっきりと黄斑部の出血が確認できる

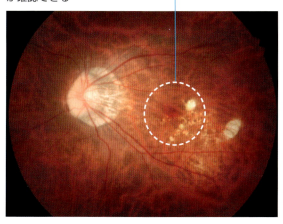
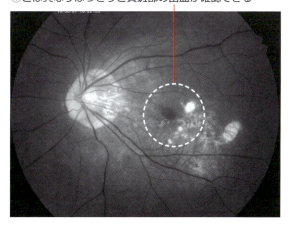

図4　Kowa　VX-10シリーズ，VX-20シリーズ

① グリーンフィルター。

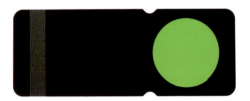

② VX-10シリーズでフィルターを挿入していない状態

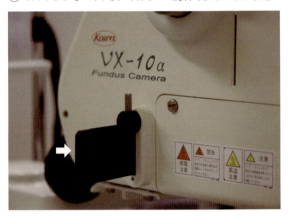

③ VX-20シリーズでは操作パネルのRFボタン（○印）を押すことで容易にフィルターを挿入できる。露出も自動設定される。

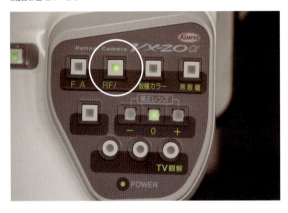

④ VX-10シリーズでフィルターを挿入した状態
このとき撮影光量を+2程度補正しないと露出アンダーになってしまう。

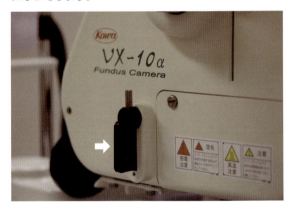

図5 Kowaの画像ファイリングシステムVK-2の画面

① グリーンのアイコンを押すことでグリーンフィルター同様の画像を作ることができる。

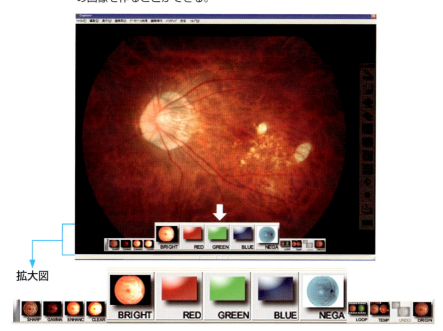

拡大図

② 画像処理後の画像。出血をはっきりと確認できる。ただし、フィルターをもちいたほうが画像は格段にきれいである。

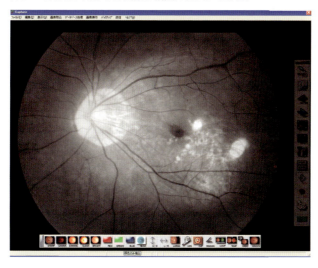

文献

1) 水澤 剛：露出．眼科ケア，メディカ出版，2012，14-2，71-73．
2) 福井勝彦：カラー撮影の基礎．眼科診療プラクティス46 眼科写真撮影法，文光堂，1999，6-11．
3) 福井勝彦：単色光撮影．眼科診療プラクティス46 眼科写真撮影法，文光堂，1999，36-37．
4) 西村治子ほか：眼底写真撮影上級編．眼科写真撮影A to Z（木下茂ほか監修），リブロ・サイエンス，2016，47-57．

3 こんな時どうする？／一般外来で

小児と全身のマネージメント

小児

- 小児の眼底撮影は，撮影前のコミュニケーションに時間をかけて，患児の協力が得られそうなタイミングで撮影を開始する。
- 患児への検査説明もコミュニケーション中に行うとスムーズに検査が行える。

患児への説明

- 撮影者（検者）は痛くないことを優しく伝える。姿勢を低くして視線は患児と同じ高さで話すことが重要である。
- 撮影時は測定光で眩しいことを伝える。カメラのフラッシュ程度の眩しさということも伝え，実際の撮影機器の前で，撮影光を経験してもらうとよい。
- 小児に十分な検査協力が得られるか，ポイントは検査への恐怖心を取り除くことにあるといえる。

検査の実際

- 図1-①のように，小児は椅子に座って足置きを使うと，座面が回転し姿勢を崩す傾向にあり検査に集中できない。その場合は，図1-②のように立った状態で顎台にのせることで姿勢が落ち着く。
- 顔が動く場合は，付き添いの家族に声をかけてもらいながら検査を行う。

> **Point！**
>
> **検査中の指示や声かけは褒めながら行う**
> - 『上を見て！　下を見て！　難しいかな？　お母さん見てるよ！』など，プレッシャーを感じるような言葉は避け，『もう少しおへその方を見てね，上手だよ』と，常に声をかけながら行う。
> - うまく撮影できた場合，そのまま撮影を続けがちだが，ここで検査を中断して患児の目を見ながら『すごく上手だったよ』と褒めることで，その後の検査がスムーズになる。
> - 両眼の場合は，右眼の撮影後に『上手だったよ，次は左眼だけど大丈夫？　続けても大丈夫かな？　それとも休憩する？』といったような，選択肢も伝えながら行うようにする。

図1　検査の実際

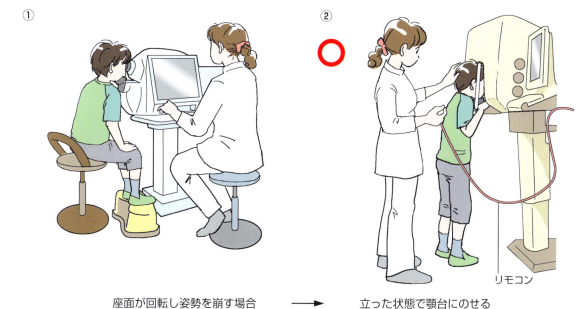

座面が回転し姿勢を崩す場合　→　立った状態で顎台にのせ る

Point！

視方向の指示は具体的に伝える

- 撮影機器に顎をのせ，頭を固定された状況では，大人でも『上を見て下さい』と言われて，適切に上方視ができないことがある。
- そこで小児には，『声のする方を見てね，おへその方をみてね，自分の左手の方を見てね』といった，具体的な指示をすることでスムーズな検査が行える。

肢体不自由

- 四肢（上肢・下肢），体幹（腹筋，背筋，胸筋，足の筋肉を含む胴体の部分）が病気や怪我で損なわれ，長期にわたり歩行などの日常生活動作が困難な状態である。
- 先天性のもの，事故による手足の損傷，脳や脊髄等の神経に損傷によるもの，関節等の変形からなるものがある。

車椅子の場合の事前準備と環境整備

- 標準的な車椅子であれば80cmの幅があれば通過可能である。
- 安全に杖歩行が可能な幅は，片側の松葉杖で90cm，両側の松葉杖で120cm，T型の1本杖で80cm，歩行器で60cm，必要とされているので，院内の環境を再度確認し，環境整備に努める。
- 可能な限りバリアフリー化する。

成人の場合（図2）

- 肢体不自由者の車椅子は，身体に合わせて調整してあることが多い。
- 眼底撮影時は前傾姿勢が必要であることを患者に説明して，前傾姿勢に必要な介助方法を患者に訪ね，無理のない介助で，安全に検査を終了させることが重要である。
- また患者に負担をかけないように必ず2名以上で介助する。
- 体勢移動を行う際はクッションをうまく利用する。
- 患者本人に圧力をかけてもよい部分（患者の身体を手で押してもよい部分）を確認して，図2-②の緑矢印のように，圧力が分散するようにクッションごと押す。
- 患者の姿勢（ねじれた）に合わせて，図2-②の青色矢印のように，車椅子を斜めに配置すると顔がまっすぐ機器に向く。

小児の場合

- 図3-①のように，肢体不自由児の車椅子はサイズが小さく，顎台にとどかない。
- 図3-②の緑矢印のように，移動式の簡易スロープ（当院ではスタッフが自作）を準備しておくとよい。
- 小児の眼底撮影を素早く1回で終らせるためにも，このような事前準備は必要である。
- また，体勢移動は必ず付き添いの家族と一緒に行う。

図2　肢体不自由者（成人）の場合

① 2名以上で介助　　　　　　　　②クッションを利用

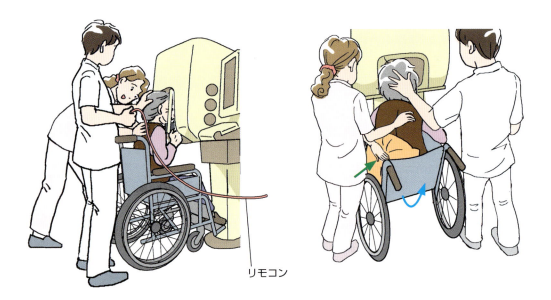

図3　肢体不自由者（小児）の場合

① 車椅子では顎台にとどかない

② 簡易スロープを用意する

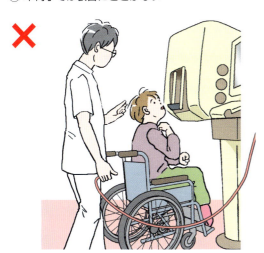
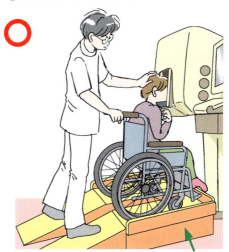

体調不良

- OCT，眼底カメラ，Optos などの眼底撮影装置では，観察光や撮影光による苦痛をなくすことはできないが，苦痛を緩和するためにも適度な休憩が必要である。
- 撮影者は，適切な画像を撮影しようと努力するあまり連続撮影してしまう。その結果，気分不良の原因になることがある。
- 眼底撮影は患者に負担がかかる。外来では体調不良の患者も検査を行わなければならない場合がある。この時に最も大切なことは，検査時間の短縮と負担軽減のために，2名以上で安全に配慮して効率よく検査を終了させることである。
- 1人は，事前の患者情報入力と撮影，もう1人は患者を支え，顔色，発汗，呼吸，などを観察し，医師への緊急連絡がいつでも行えるようにしておく。
- 図4のように暗室に簡易ベッドを準備しておくことも大切である。
- OCTでは短時間で行えるプログラムを選択することも大切で，画質が低下するが，一度にたくさんの撮影が可能なラジアルライン撮影や5ラインクロス撮影を行う。
- また撮影機器の順番も大切で，先に眼底写真を撮影しておくことで，OCTで病変を捉えた最適な断層撮影が可能となり，短時間で無駄のない一連の眼底撮影ができる。

図4　緊急対応に備えて

暗室内に簡易ベッドを準備しておくことで，緊急対応ができる。

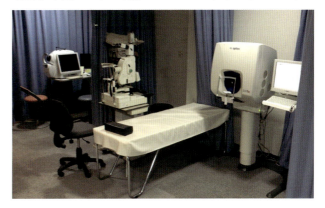

伝えたい一言！

- 疾患についての正しい知識をもつことで，検査結果の判断に迷わず，患者にとって負担の少ない検査を行うことができる。

3 こんな時どうする？／眼底写真の際に

白点と黒点

- 眼底写真を撮影していると，所見とアーチファクトの区別がつかず悩む場合がある．その多くは白点と黒点である．以下に白点と黒点の所見とアーチファクトの例を挙げる．

白点

- 多発消失性白点症候群（MEWDS，図1）
- 軟性白斑（soft exudate，図2）
- 硬性白斑（hard exudate，図3）
- 中心窩白色顆粒症（white dot fovea，図4）
- 星状硝子体症（asteroid hyalosis，図5，6）
- また粒子が多い症例では眼底の記録が困難であるが．赤外写真を撮影しておくと足りない情報が補えることがある．
- 粒子の位置や数で眼底写真にさまざまな写り方をする．撮影ごとにわずかに位置を変えて写る白点は星状硝子体症の可能性が高い（図7）．
- 対物レンズは患者に近いため涙の飛沫で汚れやすい．無理な開瞼や必要以上に観察光を明るくするなど，検者の力量が低いほどレンズは汚れる傾向にある．診療前にレンズの点検と清掃を必ず行うよう心がける（図8）．

図1　MEWDS

① カラー眼底写真

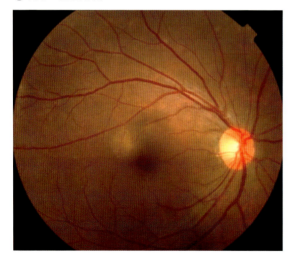

② 同症例のレッドフリー

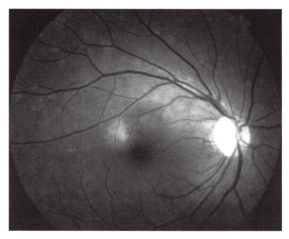

図2　糖尿病網膜症の軟性白斑

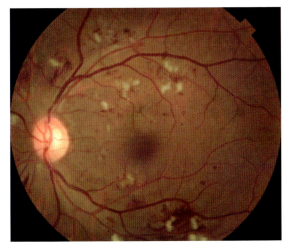

図3　網膜細動脈瘤の硬性白斑

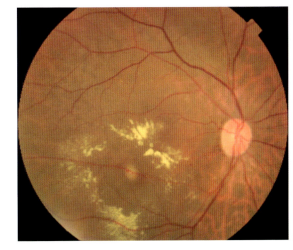

図4　中心窩白色顆粒症

① 黄斑部の白色顆粒

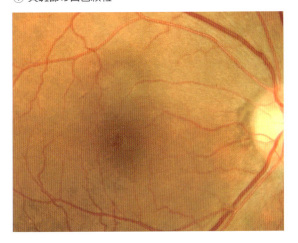

② 黄斑部の拡大画像

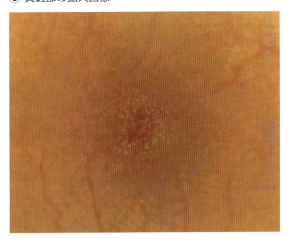

図5　増殖糖尿病網膜症の星状硝子体

カラー眼底写真では硬性白斑が星状硝子体でマスクされているが，赤外写真でははっきりと記録できる。

① カラー眼底写真

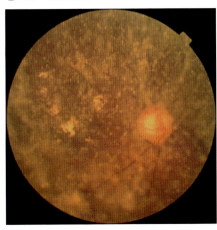

② 赤外写真

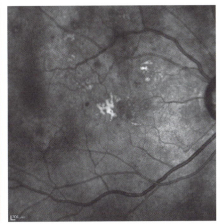

図6　黄斑前膜，白内障

星状硝子体症と白内障があり，眼底所見の記録が困難な症例でも，赤外写真を撮影しておくとよい。

① カラー眼底写真

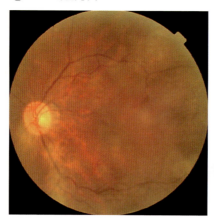

② 赤外写真

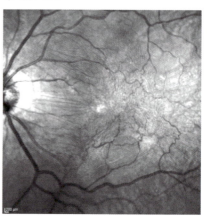

図7　撮影ごとにわずかに位置が変わる白点

① レンズの汚れ？

大小さまざまな白点が見える。一見網膜の所見やレンズ汚れと混同される場合もある。

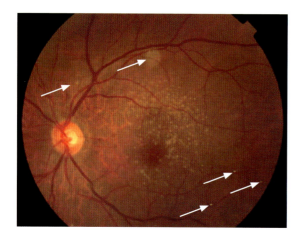

② フォーカスを硝子体側へ

硝子体にピントを合わせると星状硝子体症と判明した。粒子の写り方の大小は網膜からの距離によって変わる。網膜に近いほど小さく，離れるほどに大きくぼやけて写る。

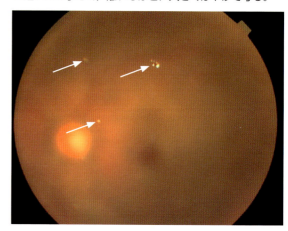

図8　対物レンズの汚れ

星状硝子体や軟性白斑と違い，すべての画像の同じ位置に白く写り，周辺部撮影でより鮮明になることが多い。画像を確認していち早く見つける癖をつけるとよい。

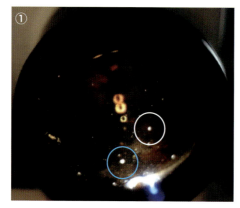

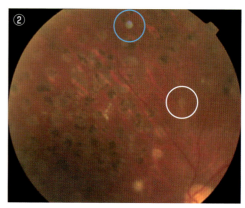

黒点

- 画像の黒点はカメラ由来の物が多い（図9）。

図9 黒点

① 中央の黒点

機構上，対物レンズのなかに設けてある黒点。すべての画像に影として写るが，強度近視では黒点となり，特に目立つ。

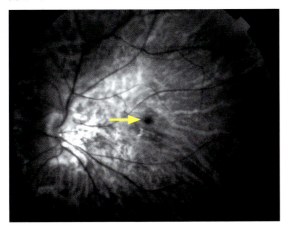

② 対物レンズ内の黒点

被検者からも黒点が見える。黒点を固視してしまうと黄斑に黒点が写ってしまう。固視しないように促す必要がある。

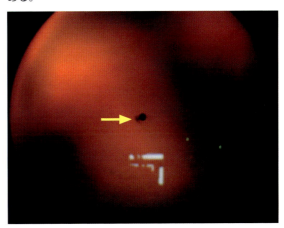

③ 鉄粉と思われる黒点

カメラ内部の埃や鉄粉が黒点として映り込むことがある。この場合はメーカーのサービスに任せるしかない。

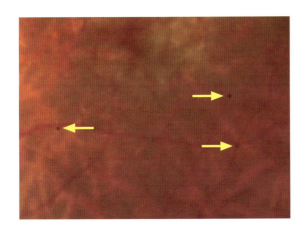

④ MEWDSの黒点？

MEWDSといえば白点であるが，カメラ内部のごみと思われる黒点も写っている。この画像をプレゼンテーションに用いた場合，上方の白点病変よりも黒点が目立ってしまい，問題である。

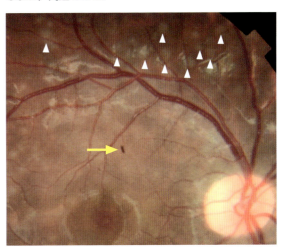

3 こんな時どうする？／眼底写真の際に
ボケ対策

画像ボケ
- 原因によっては対処できる場合もあるので，覚えておくとよい。

画像全体がボケている
- 後嚢下白内障（PSC）は対処困難なことが多い。患者は羞明が強いため，カルテにPSCと記載があれば，何度もフラッシュを発光させないほうが患者にやさしい。
- ERGや隅角鏡検査のため検査用のコンタクトレンズを乗せた後は，画像が全体的にボケてしまう。眼底写真などは先に撮影しておくとよい。

部分的にボケている
- 中間透光体の部分的な混濁は，撮影光路の見直しにより所見を記録できる（図1）。その際，十分な散瞳が必用である。

図1　部分的なボケ
青枠内にフレアーが出ているが，この場合気にする必要はない。
必ず①，②両画像を記録することで，混濁，黄斑，硬性白斑が記録できる。

① 赤線で囲んだ部分的に不自然なボケがある

② カメラを上方に動かし混濁を回避して撮影した画像

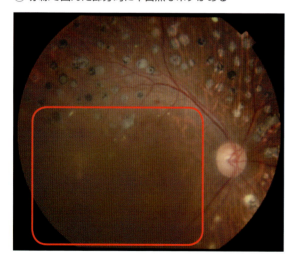
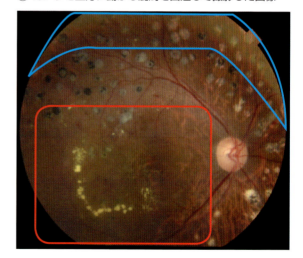

ピントが合わない

被写体に高低差がある場合の撮影

- Optosと違い通常の眼底カメラの場合，高低差のある所見ではピント合わせに苦慮する。
- 後部ぶどう腫（図2）のような眼球形状異常や，眼内腫瘍のような隆起性病変の撮影では，隆起具合がわかるようフォーカスを替え，数枚に分けて撮影するとよい。
- トプコン TRC-50DX の場合 APERTURE（撮影絞り）を SMALL（図3）にすることで焦点深度が深くなり，ピントが合っているように見える範囲が広くなる。
- パノラマ撮影時に使用することで，よりきれいな写真となる。しかしピントの山がつかみにくく，色調も若干変化するので常用は薦められない（図4）。

図2　後部ぶどう腫の FA 画像

病的近視における脈絡膜新生血管の FA 画像である。強度近視眼ではしばしば後部ぶどう腫が形成されるが、眼底写真撮影は難渋する。①と②でフォーカスを替えて撮影することで所見を的確に記録することができる。

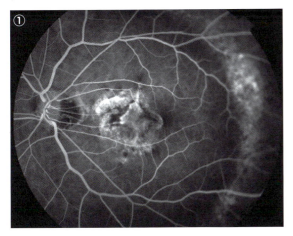
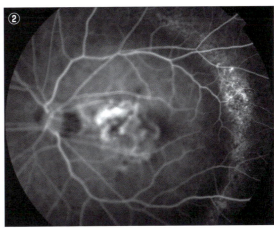

図3　コントロールパネル

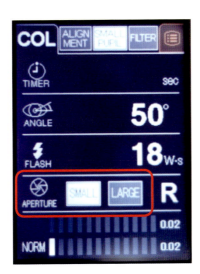

図4 フォーカスが同じ FA 画像（撮影絞りの効果）

① LARGE、② SMALL ともにフォーカスは同じであるが、黄色の枠内を比較すると SMALL のほうがはっきりしている。特に IOL 挿入眼での周辺部撮影に効果的である。

① LARGE

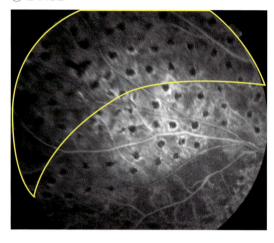

② SMALL

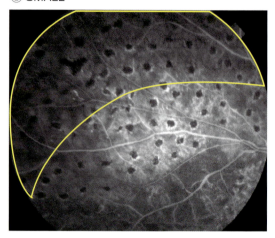

強度遠視，近視

- 強度の屈折異常では補正レンズの挿入が必要である（図5）。
- 補正レンズ挿入時のピント合わせは，検者自身がファインダーで眼底を観察して合わせる。その際，調節が介入してしまうとピンボケ写真となってしまう。
- 調節介入の有無が判断できる方法を示す（図6）。
- また，強度近視はコントラストのよいレッドフリーから撮影するとよい（図7）。

図5 補正レンズ切替ノブ

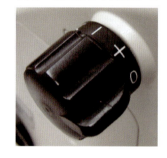

被検眼の屈折に合わせて補正レンズを使用することも重要である。

例）TRC-50DX では
0：－10D ～＋6D
－：－23D ～－9D
＋：＋51D ～＋23D
A：＋22D ～＋41D
　（硝子体、前眼部）

図6 ファインダー像（レチクルに注目）

ファインダー像①と②は両方とも眼底がシャープに見えている。しかし①は検者の調節が介入しているため、撮影された画像はピンぼけになる。①と②の違いはレチクルの見え方にある。視度調整を行っているにもかかわらず、レチクルがぼやけているのは調節が介入している証拠である。眼底にピントを合わせた際、レチクルもはっきり見えているかチェックするとよい。

① ぼやけている

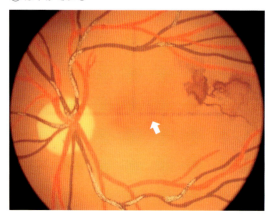

② はっきりしている

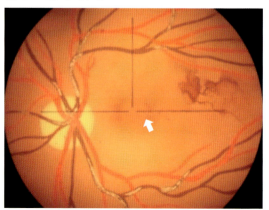

図7 強度近視のレッドフリー画像

強度近視眼は網膜血管とバックグラウンドが同系色のため、網膜血管にピントを合わせにくい。一方レッドフリーはコントラストが高く、網膜血管の観察が容易でピントが合わせやすい。最初にレッドフリー、次にカラー眼底を撮影することで網膜血管にピントの合った写真が撮影できる。

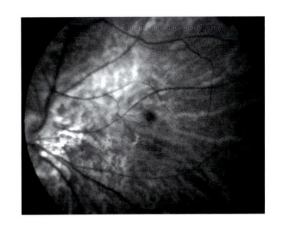

強度乱視

- 画像（図8）のように血管の走行によってフォーカスを替えることによって、見やすい画像になる場合がある。
- 機種によっては撮影絞りを SMALL にしてもよい。

図8 強度乱視の模型眼シミュレーション

①と②を比べると緑枠内は①、青枠内は②がきれいに見える。③と④は同じフォーカスだが、撮影絞りを SMALL にした④のほうがきれいに見える。

① 水平方向にフォーカス

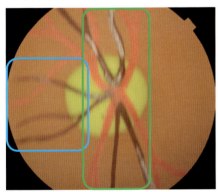

② 垂直方向にフォーカス

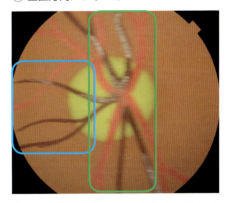

③ ①と②の中間

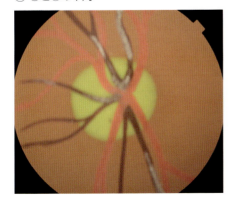

④ フォーカスは③と同じだが、撮影絞りが SMALL

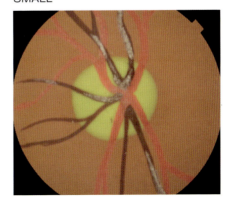

③ こんな時どうする？／OCT 施行の際に
固視不良，画像が切れる

固視不良

- 黄斑疾患では固視目標の中心が見にくいことを前提に，具体的な説明を心がける。
- 黄斑疾患による固視不良症例では，21 ライン撮影や，ラジアルライン撮影や，5 ラインクロス撮影を行い，たくさんの画像からよい画像を選択したいところだが，逆にこれらの撮影プログラムは時間がかかるため不向きである。
- 図1 のように病変の大きさに応じて 5 ラインの間隔を調整して，素早く撮影し病変を含む断層画像を選択するとよい。
- トラッキング機能は必ず ON にする。

画像が切れる

- 強度近視症例では眼底の傾斜に伴い，OCT 断層画像がフレームから外れてしまうことがある。
- このような場合，全体像がわかる 9 mm 断層撮影（図2-①）に加えて，フレームに収まる 6 mm 断層撮影（図2-②）を追加して，詳細な情報を眼科医へ伝えることが重要である。
- このように広範囲の撮影がすべてよいわけではなく，重要な所見が最も表現される撮影方法を選択することが大切である。

図1 黄斑疾患による固視不良症例
図のように病変の大きさに応じて 5 ラインの間隔を調整して，素早く撮影し病変を含む断層画像を選択するとよい。トラッキング機能は必ず ON にする。

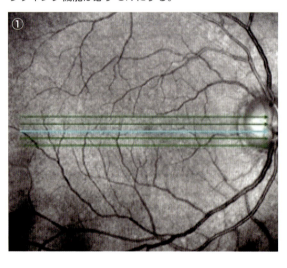
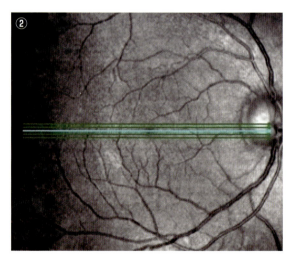

図2 強度近視に伴う眼底の傾斜（左眼）

9 mm 断層撮影（①）ではフレームから外れる部分がある。この時，6 mm 断層撮影（②）でフレームに収まるよう追加撮影する。

① 9mm 断層撮影

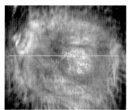
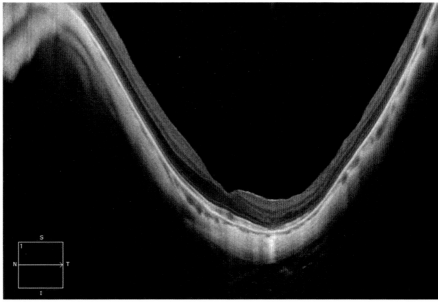

② 6mm 断層撮影

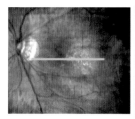
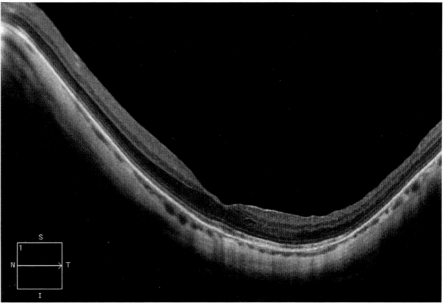

図3 パノラマ断層画像

固視目標を鼻側，正面，耳側の3方向で断層撮影した画像を，眼底写真用のパノラマソフトにて合成すると，広範囲なパノラマ断層画像が作成できる。

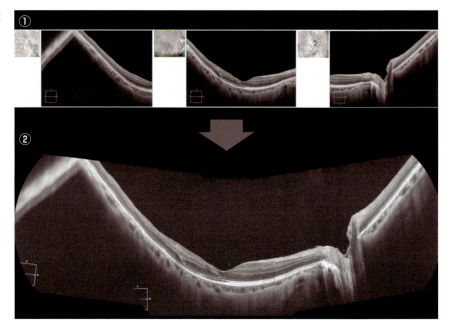

> **Point！**
>
> **さらに広範囲の断層画像が必要な場合**
> - 固視目標を，鼻側，正面，耳側の3方向で断層撮影した3枚の画像（図3-①）を，眼底写真用のパノラマソフトで合成すると，広範囲なパノラマ断層画像（図3-②）を作成できる。

図4 増殖糖尿病網膜症（左眼）

Optos画像とパノラマOCT断層画像を組み合わせると，後部硝子体皮質の接着状態や，黄斑浮腫が一度に確認できる。

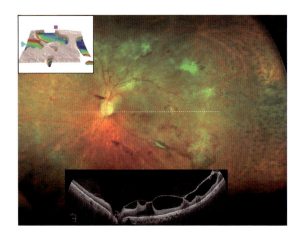

図5 上方網膜の孔（右眼）

Optos画像の撮影後にパノラマOCT断層撮影を行い対応するように並べると，赤矢印のように，網膜の一部が欠損していることがわかる。このような所見も未散瞳で確認可能である。

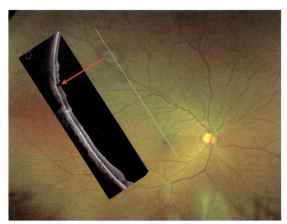

Point！

Optos とパノラマ OCT のハイブリッド撮影

- 図 4 は増殖糖尿病網膜症（左眼）の Optos 画像とパノラマ OCT 断層画像を組み合わせると，後部硝子体皮質の接着状態や，黄斑浮腫が一度に確認できる。
- 図 5 は上方網膜（右眼）の孔を捉えた Optos 画像の撮影後に，パノラマ OCT 断層撮影を行い，対応するように並べると，赤矢印のように網膜の一部が欠損していることがわかる。しかも未散瞳で確認可能である。
- このように，黄斑部での用途が多い OCT 断層撮影であるが，さまざまな眼底所見の確認に流用できることがわかる。

図 6　手軽に広範囲の撮影を行うテクニック

②のように＋ 20D の屈折矯正用レンズを装用した状態で，OCT のピント調整を － 20D に合わせて断層撮影を行う（宇治ら[1]の EFI 技術）ことで，通常の 9 mm 断層画像より広範囲の撮影が可能となる。

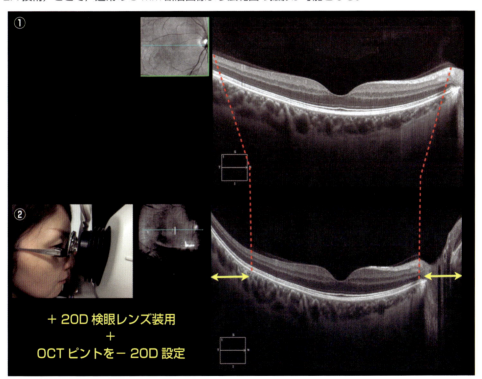

Point！

手軽に広範囲の撮影を行うテクニック

- 図 6-②のように＋ 20D の屈折矯正用レンズを装用した状態で，OCT のピント調整を － 20D に合わせて断層撮影を行う（宇治ら[1]の EFI 技術）ことで，通常の 9 mm 断層画像より広範囲の撮影が可能となる。

文　献　1）Uji A, Yoshimura N：Application of extended field imaging to optical choherence tomography, 2015, 122(6), 1272-1274.

3 こんな時どうする？／OCT施行の際に
アーチファクト

レンズの汚れ

- 断層画像の全層がシャドーとなる場合には，OCT対物レンズの汚れによるアーチファクトと中間透光体の混濁によるアーチファクトと区別が必要である。
- 測定光の入射位置を移動しても断層画像のシャドーが変化しない場合や，別の症例でも同じ位置にシャドーが出る場合にはOCT対物レンズの汚れを疑い，**図1-②**のように汚れを除去することでシャドーは消える。

図1　レンズの汚れによるアーチファクト
測定光の入射位置を移動しても断層画像のシャドーが変化しない場合や，別の症例でも同じ位置にシャドーが出る場合にはOCT対物レンズの汚れを疑い，②のように汚れを除去することでシャドーは消える。

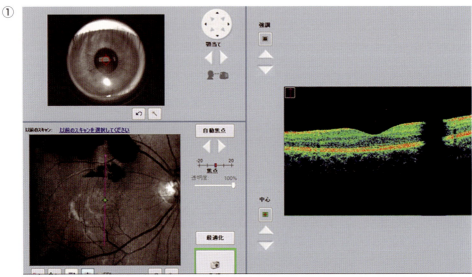

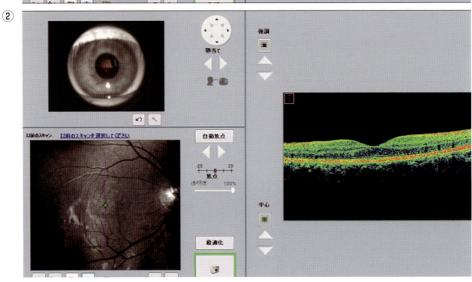

角膜上の油膜によるアーチファクト

- OCTの断層画像に影響するアーチファクトとしては角膜混濁，白内障，硝子体混濁がよく知られている。
- 図2-①のように，角膜上の油膜（眼脂や脂分）で測定光が反射して，眼内へ十分な測定光が入らずに断層画像が不鮮明になる。
- そこで洗眼を行うと図2-②のように十分な測定光が眼内に入り，断層画像が鮮明になる。

図2 角膜上の油膜によるアーチファクト

①角膜上の油膜（眼脂や脂分）で測定光が反射して，眼内へ十分な測定光が入らずに断層画像が不鮮明になる。

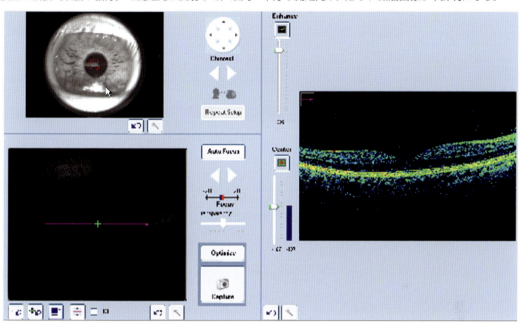

②洗眼を行うことで十分な測定光が眼内に入り断層画像が鮮明になる。

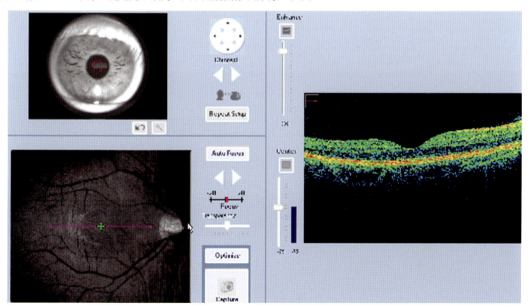

硝子体混濁や白内障によるアーチファクト

- OCT 対物レンズの汚れと違い，図3-②のように測定光の入射位置を移動させることで断層画像が鮮明になる場合が多い。
- 特に，硝子体混濁の場合は上下左右に眼球運動させ，混濁の位置が測定光路から外れたところで撮影してもよい。

図3 硝子体混濁や白内障によるアーチファクト
②のように測定光の入射位置を移動させることで断層画像が鮮明になる場合が多い。

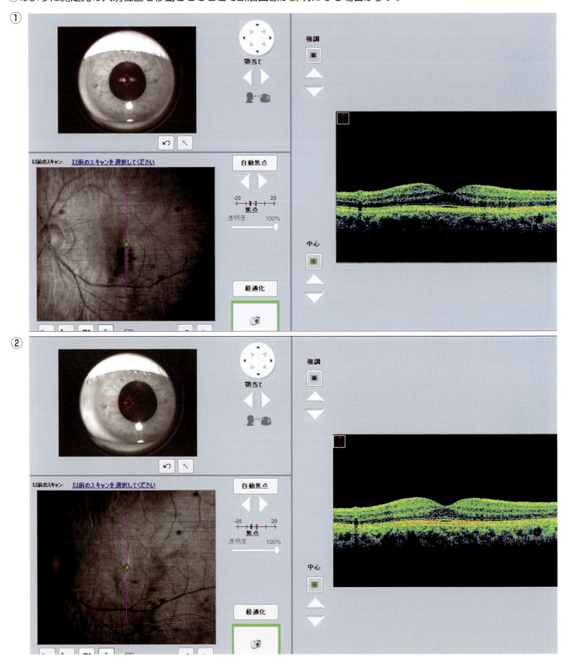

後部硝子体によるアーチファクト

- 図4-①のような断層画像を見たときに，シャドーの原因になっている物が何であるか，確認する必要がある。
- そこで図4-②のように断層画像の位置を下げると，後部硝子体の一部（赤矢印）であることがわかる。
- 硝子体の影響であれば，眼球運動や測定光の入射位置を移動することでこのシャドーは消える。

図4　後部硝子体によるアーチファクト

①のような断層画像を見たときに，シャドーの原因になっている物が何であるか，確認する必要がある。そこで②のように断層画像の位置を下げると，後部硝子体の一部であることがわかる。

①
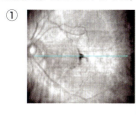
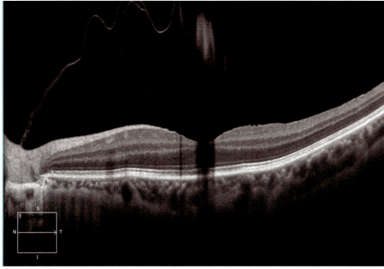

②
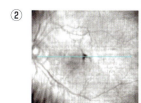
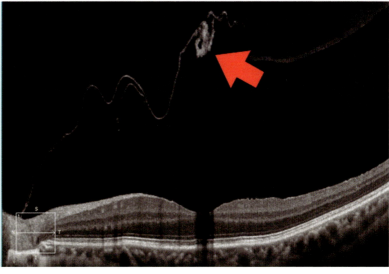

Point！

- 患者の自覚症状や訴えを証明するためにも，アーチファクトを含んだ断層画像と，アーチファクトを改善した断層画像の両方を，眼科医へ報告することが大切である。

4 代表的眼底疾患撮影時のポイント

網膜静脈閉塞症，網膜動脈閉塞症

網膜静脈閉塞症の疾患ショートサマリー

- 網膜静脈閉塞症（RVO）は高血圧，動脈硬化などの生活習慣病患者に多くみられる疾患である。
- RVOは閉塞部位によって網膜静脈分枝閉塞症（BRVO）と網膜中心静脈閉塞症（CRVO）に分類される。
- BRVOは網膜動静脈交叉部で，CRVOは視神経乳頭篩状板付近で動脈による静脈圧排，屈曲蛇行によって血栓が形成されることで網膜静脈が閉塞すると考えられ，高血圧などの動脈硬化などの生活習慣病患者に多くみられる。
- 若年発症例のCRVOでは乳頭血管炎が原因である場合が多い。
- いずれの場合にも黄斑浮腫を合併しやすく，視力低下の原因となる。
- 網膜無灌流領域が広範囲に存在している場合にはBRVOでは硝子体出血，CRVOでは血管新生緑内障の合併に注意が必要である。

検査の目的

- RVOの合併症は大きく分けて黄斑浮腫と網膜無灌流領域による網膜虚血の2つがある。
- 眼底所見，フルオレセイン蛍光眼底造影（FA），OCTなどを用いて総合的に評価を行う必要がある（図1，2）。
- BRVOの急性期ではFAで閉塞静脈全体からの旺盛な蛍光漏出がみられるが，慢性期では毛細血管瘤や拡張蛇行した毛細血管からの局所的な蛍光漏出が主となる。
- CRVOでは乳頭血管炎の合併を確認することが重要である。
- 網膜無灌流領域の把握にはFAが重要となるが，網膜出血が濃い時期には網膜無灌流領域と出血による蛍光ブロックを見分けづらく判断を誤る場合があるため，眼底所見と見比べて注意深く判断する必要がある。

BRVO（急性期，黄斑浮腫を含む）

主な検査所見

- 網膜静脈は網膜神経線維層を走行してため，眼底所見では神経線維層に沿った刷毛状の網膜表層出血がみられる。
- FAでは静脈閉塞部位の確認，閉塞静脈の充盈遅延の程度，蛍光漏出が旺盛な部位，網膜無灌流領域の確認を行う。
- 黄斑浮腫のOCT像は主に外網状層，内顆粒層に囊胞様腔が観察される。
- 浮腫が強くなると漿液性網膜剥離を合併するようになり，滲出液は網膜内を経て網膜下に移動すると考えられる。

眼科医の目線

- 網膜血管の分枝は上下でほぼ対称的に分布しているため，上下の蛍光流入の速さによって網膜静脈の蛍光流入遅延を確認する。
- BRVOの場合は，縦スキャン画像のほうが，閉塞領域から中心窩にかけての浮腫の状態がわかりやすく，評価に適している。

図1　BRVO（急性期）

① カラー

② FA 早期
下耳側アーケード血管に動静脈交叉現象（矢印）がみられる。

③ FA 後期
塞栓の組織染と閉塞静脈全体からの蛍光漏出がみられる。

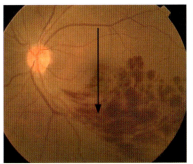
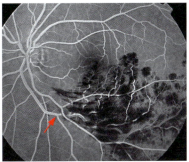
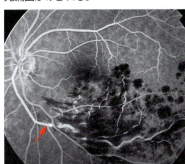

④ OCT
囊胞様変化と軽度の漿液性網膜剝離がみられる。

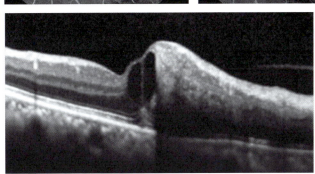

図2　OCTマップとOCTスキャン
中心窩上方に浮腫による網膜肥厚があるが，中心窩を水平方向に横切るスキャンでは浮腫を捉えることができない。

① カラー　　② OCTマップ

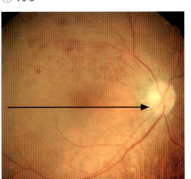
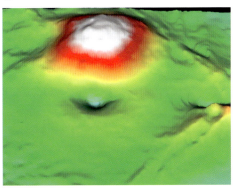

③ OCT

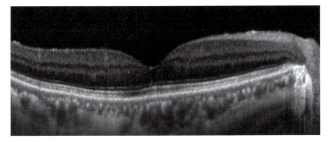

検査キーワード
- 網膜動静脈交叉現象
- 囊胞様黄斑浮腫

BRVO（慢性期，黄斑浮腫を含む）

主な検査所見

- 網膜表層出血を伴った急性期では，網膜静脈閉塞症の診断は比較的容易である。
- 一方，出血が吸収された状態で初めて受診した場合には，診断を確定するために動静脈交叉部位を起点とした閉塞静脈の存在や側副血行路，毛細血管瘤形成などの所見を確認する必要があり，FAが重要な検査法である（図3）。

眼科医の目線

- 眼底所見，FA所見を総合して，毛細血管瘤から黄斑浮腫をきたす代表的な疾患（陳旧期網膜静脈閉塞症，局所性糖尿病黄斑浮腫，黄斑部毛細血管拡張症1型など）の鑑別を行う。
- 抗VEGF療法に対して抵抗性を示す黄斑浮腫眼では，毛細血管瘤に対する直接網膜光凝固術も考慮する。

図3 BRVO（慢性期）

① カラー

② FA 早期
上耳側の黄斑枝の領域に毛細血管瘤や拡張蛇行した毛細血管がみられる。視神経乳頭付近に側副血行路がみられる（サークル）。

③ FA 後期
毛細血管瘤や拡張蛇行した毛細血管からの蛍光漏出がみられる。

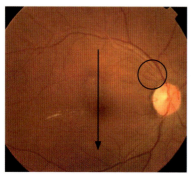
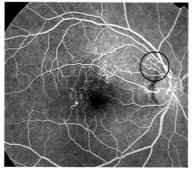
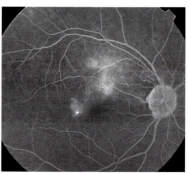

④ OCT
黄斑浮腫がみられる。

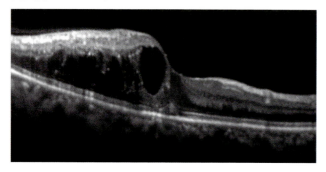

検査キーワード

- 毛細血管瘤
- 側副血行路

BRVO（無灌流領域の評価）

主な検査所見

- BRVOでは網膜無灌流領域が広範に存在すると網膜新生血管からの硝子体出血が生じるおそれがある。米国で行われたBVO study[1]ではFAで網膜無灌流領域が5乳頭径を超える場合に虚血型と分類している（図4）。

眼科医の目線

- 網膜無灌流領域の評価には，蛍光漏出の影響を避けるためにFA早期画像が適している。
- BRVOに伴った硝子体出血の発生はBRVO発症6カ月以降に生じることが多いため，網膜出血がある程度吸収されてから撮影するFAで網膜無灌流領域の範囲を判定し，網膜光凝固の適応を判断するのがよい。

図4　BRVO

症例1

① カラー
下耳側に白線化した網膜静脈がみられる。

② FA早期
周辺部に広汎な網膜無灌流領域と網膜新生血管がみられる。

③ カラー
網膜無灌流領域に対して網膜光凝固術を施行。

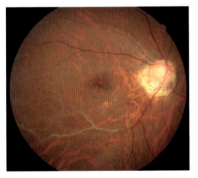
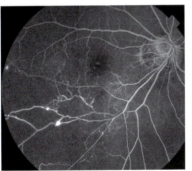
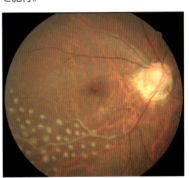

症例2

④ Optos
超広角眼底カメラで周辺部の網膜無灌流領域を撮影することができる。

⑤ Optos（治療後）
網膜光凝固を施行。

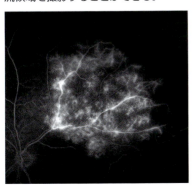
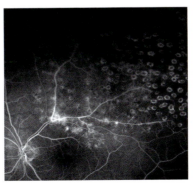

検査キーワード

- 網膜無灌流領域
- 網膜新生血管

CRVO

主な検査所見

- 眼底所見では網膜静脈の拡張蛇行や火炎状出血，軟性白斑がみられる。
- FA では網膜中心動脈の蛍光出現から静脈の完全充盈までの網膜内循環時間（正常では 7 秒前後）が延長する。また FA では網膜無灌流領域の確認が重要であり，CVO study[2] では 10 乳頭面積を超える網膜無灌流領域が存在する場合に虚血型と分類している。
- 虚血型では高度な黄斑浮腫に加え，黄斑虚血と血管新生緑内障の続発が視力不良のさらなる原因となる（図 5）。

眼科医の目線

- CRVO では広範な網膜無灌流領域が存在すると発症後 3 カ月前後で血管新生緑内障が生じるので，発症後早期に FA を行い，汎網膜光凝固の適応を検討する必要がある。

図 5　CRVO

① カラー
視神経乳頭から放射状に広がる網膜表層出血と軟性白斑が多発している。

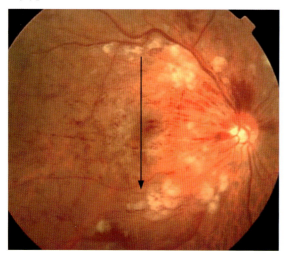

② FA
高度な黄斑虚血とアーケード血管内外に全周性の網膜無灌流領域がみられる。

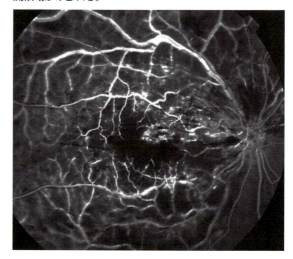

③ OCT
著明な黄斑浮腫がみられる。

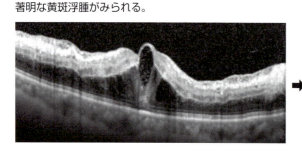

④ OCT（数カ月後）
数カ月後には網膜内層の萎縮と層構造の不鮮明化がみられる。

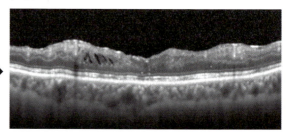

検査キーワード

- 黄斑虚血
- 網膜内層萎縮

網膜動脈閉塞症の疾患ショートサマリー

- 網膜動脈閉塞症（retinal artery occlusion；RAO）はその閉塞部位によって，網膜中心動脈閉塞症（central RAO；CRAO）と網膜動脈分枝閉塞症（branch RAO；BRAO）に分けられる。
- 網膜血流支配は網膜血管系と脈絡膜血管系の2つからなり，網膜内層は網膜動脈に依存しており，網膜外層は脈絡膜血管に栄養されている。そのため，網膜動脈の閉塞によって特に網膜が厚い後極部では網膜内層が虚血により壊死を起こし網膜白濁を生じる。
- 中心窩は網膜外層のみから構成されているため，網膜動脈閉塞の影響を受けず正常の赤褐色調を保っており，CRAOの眼底では周囲の網膜白濁によって中心窩の赤褐色が際立ち，cherry red spotを呈する。
- CRAOは一般的に視力予後が不良であるが，BRAOでは閉塞部位に対応した暗点が残るが，視力予後は比較的良好である。

CRAOおよびBRAO

主な検査所見

- CRAOの眼底所見では特徴的なcherry red spotを呈する。突然発症して急激な視力低下，視野障害を自覚する（図6）。
- FAでは腕-網膜時間の著明な延長がみられる。
- BRAOでは網膜動脈の閉塞部位から末梢側に拡がる扇状の網膜白濁を呈する。閉塞部位に対応した部位の視野障害がみられる（図7）。

眼科医の目線

- 発症早期であれば，受診後すぐ眼球マッサージや眼圧下降などの処置を行う。
- 原因となるような頸動脈の硬化性プラークや心臓弁に付着した血栓の有無を確認し，再発防止に努める。

図6 CRAO

① カラー

後極部の網膜白濁と cherry red spot がみられる。

② FA

造影剤注入 30 秒後。腕 - 網膜時間の著明な延長がみられる。

③ FA 7 分後

網膜血管内の充盈が非常に遅いため分節状になっている。

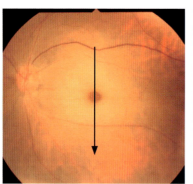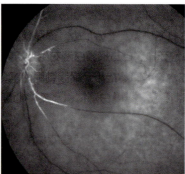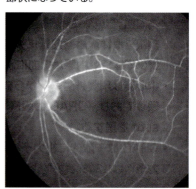

④ OCT

網膜内層の著明な肥厚・高反射化。

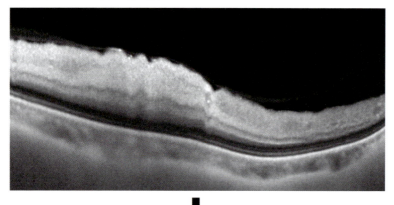

⑤ OCT（数カ月後）

数カ月後には著明な網膜内層萎縮がみられる。

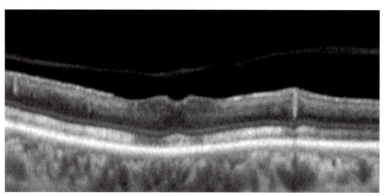

> **検査キーワード**
> - Cherry red spot
> - 網膜内層の高反射

図7 BRAO

症例 1

① カラー

塞栓（矢印）とその末梢に網膜白濁が広がる。

② FA

③ FA

対応する部位の網膜動脈の充盈が非常に遅延している。

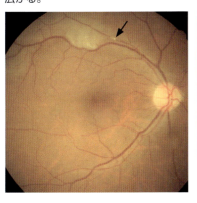
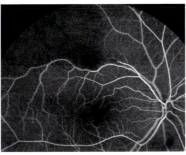
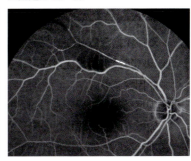

症例 2

④ カラー

塞栓（矢印）とその末梢に網膜白濁が広がる。

⑤ OCT

網膜白濁部位では網膜内層が著明に肥厚し、高反射となっている。そのために網膜外層に測定光が届かず暗く映っている。

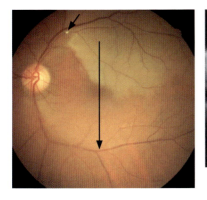
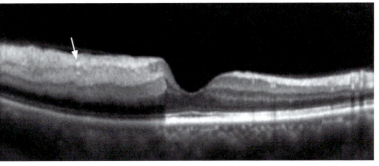

検査キーワード

- 塞栓
- 網膜白濁

文献

1) Branch Vein Occlusion Study Group：Argon laser scatter photocoagulation for prevention of neovascularization and vitreous hemorrhage in branch vein occlusion. A randomized clinical trial. Arch Ophthalmol, 1986, 104(1), 34-41.

2) Central Vein Occlusion Study Group. Baseline and early natural history report. Arch Ophthalmol, 1986, 111(8), 1087-1095.

4 代表的眼底疾患撮影時のポイント

糖尿病網膜症

疾患ショートサマリー

- 糖尿病網膜症（DR）の病期は大きく以下の3つ（①～③）に分けられている。
① 単純糖尿病網膜症（SDR）では，毛細血管，細小血管の軽度の障害をきたす。黄斑の近くに病変が出現する。
② 前増殖糖尿病網膜症（prePDR）では，毛細血管の障害が進み，血流がみられなくなくなる無灌流域（虚血領域）が多発し拡大する。
③ 増殖糖尿病網膜症（PDR）では，無灌流域の周囲に網膜内，網膜表面に網膜新生血管（NV）が生じ，破綻すると網膜前出血，硝子体出血をきたす。網膜表面に線維血管増殖膜（FVM）を形成し，硝子体牽引が生じ牽引性網膜剥離となる。糖尿病黄斑浮腫（DME）は，どのステージでも起こりうる。

初診時

検査の目的
- DRは，病期により治療方法が異なる。このため，初診時には病期を決めるための検査が大切。
- まずはカラー眼底撮影とOCT。必要時，FAを追加。
- DRは眼底全体に病変が出るため，初診時にパノラマを撮っておくと後々，役に立つ。広角眼底撮影なら一発でわかる。

単純糖尿病網膜症（SDR）[糖尿病黄斑浮腫（DME）を含む]
主な検査所見
- 眼底所見では，点状出血，しみ状出血，硬性白斑がみられる（図1）。
- FAでは透過性亢進による過蛍光，囊胞様黄斑浮腫（CME）（花弁状），微毛細血管瘤（MA）がみられる（図2）。
- 糖尿病黄斑浮腫（DME）がある例ではOCTで網膜の膨化，囊胞性変化，漿液性網膜剥離がみられる（図3）。

眼科医の目線
- SDRは原則として治療対象とならないが，DMEがあれば，抗VEGF療法などの治療につながるのでチェックは必須。
- DMEの確認にOCTの黄斑マップが便利（図4）。
- MAをレーザー凝固する場合にはFAによる検出が必須。
- 障害の程度を評価するために高解像度single scanの中心窩中央断層像もみたい。

図1　SDR

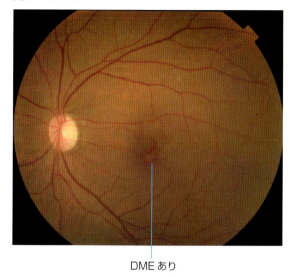

DME あり

図2　図1と同一症例の FA 所見

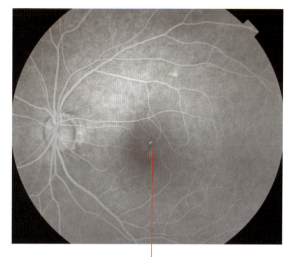

中心窩がわずかに過蛍光である

図3　OCT 所見

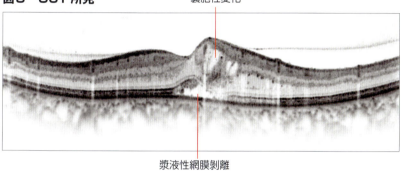

囊胞性変化

漿液性網膜剝離

> **検査キーワード**
> - 囊胞性変化
> - 漿液性網膜剝離
> - 毛細血管瘤（MA）

図4　DME の黄斑マップ

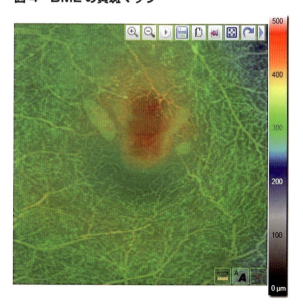

前増殖糖尿病網膜症（prePDR）

主な検査所見

- 眼底所見では，SDR所見に加えて軟性白斑がみられる（図5）。
- FAでは広い無灌流域。パノラマ撮影が必要（図6）。広角眼底撮影なら一発でわかる。
- OCTで無血管野の検出はできないが（図7）OCTAなら可能（図8）。

図5　prePDR

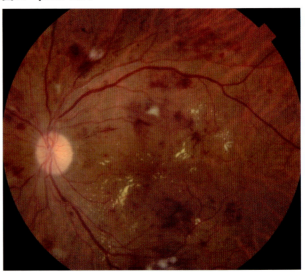

図6　図5と同一症例のFA（パノラマ）所見

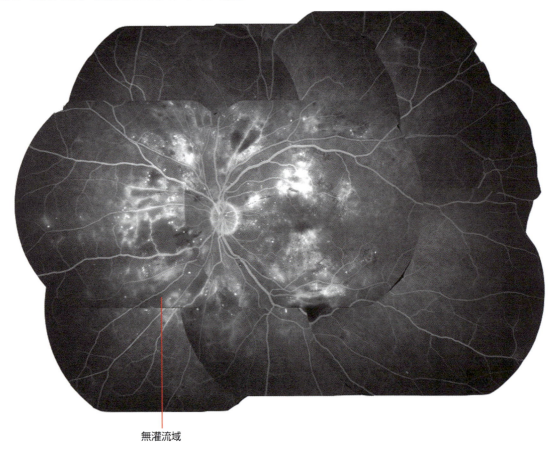

無灌流域

図7　OCT所見

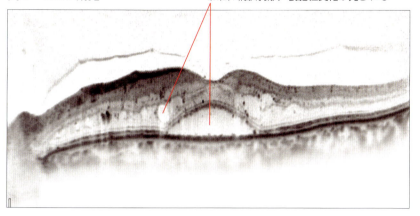

漿液性網膜剝離，囊胞性変化が見られる

図8　OCTA所見

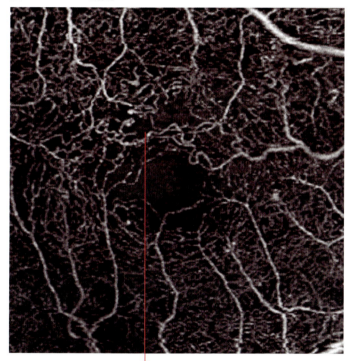

無灌流域が明瞭

検査キーワード
・無灌流域
・軟性白斑

眼科医の目線

- 軟性白斑，血管拡張などが目安になるが，レーザー凝固の開始を決定するには，やはりFAでの無灌流域の確認がポイント。
- 最近はOCTAでも十分判定が可能になった。
- FAでもOCTAでもパノラマは外せない。

増殖糖尿病網膜症（PDR）

主な検査所見

- 眼底所見では，網膜新生血管（NV），網膜前出血，硝子体出血，牽引性網膜剥離がみられる（図9）。
- OCTでは硝子体癒着，硝子体牽引，網膜表面に硝子体と連続するNVがみられる（図10）。NVはOCTAでも検査可能。
- FAでは，乳頭上や大きな網膜血管上に蛍光漏出を示すNVが検出される。

図9　PDR

血管アーケード付近に増殖膜形成

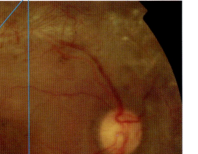

眼科医の目線

- NVは，ごく早期ならばレーザー光凝固で治療可能なので，早期に発見したい。
- FAの所見が一番大切。FAの反復検査はためらわれるので，可能ならOCTAを行う。
- 後極の硝子体牽引はOCTでの早期診断が可能。長いスキャン，3Dスキャンが便利。

図10　図9と同一症例のOCT所見

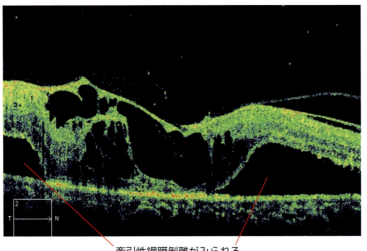

牽引性網膜剥離がみられる

検査キーワード

- 網膜新生血管（NV）
- 硝子体出血
- 牽引性網膜剥離

経過観察

検査の目的

- 症状，所見の進行に合わせて，抗 VEGF 療法，レーザー光凝固，ステロイド局所投与，硝子体切除術など多くの治療法がある。
- それぞれの治療効果を判定し，治療方針を選択していくことが経過観察の検査目的となる。
- 実際には，眼底検査，OCT でフォローアップを行い，DR のステージの進行が予想された場合は，初診時と同様に FA を行い治療方針を決定する。
- 現在は黄斑症に対する治療の進歩から，経過観察時，多くは黄斑症を考慮した検査になることが多い。
- 中心窩のクロスヘアの詳細なスキャンに加え，ラスタースキャンや3Dスキャンにより平均中心窩網膜厚を計測する。
- 嚢胞性変化，漿液性網膜剝離の程度に加えて，平均中心窩網膜厚の変化をみながら，追加治療を判断する。

図11　DME

① 抗 VEGF 療法前　マップで中心窩に浮腫のあることがわかる

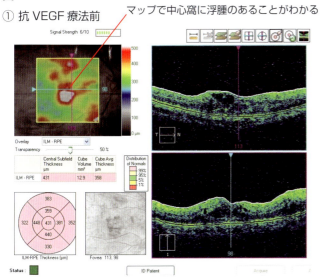

② 抗 VEGF 療法後　マップで中心窩に浮腫が消失している

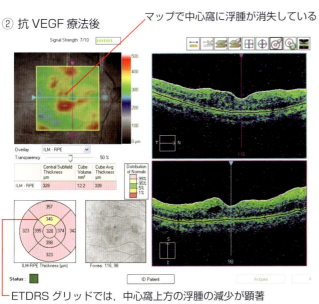

ETDRS グリッドでは，中心窩上方の浮腫の減少が顕著

眼科医の目線

- 平均中心窩網膜厚の変化は参考にはするが，数値だけで判断することはない。
- 嚢胞様変化，漿液性網膜剝離，視力変化などを総合的に判断している。
- 高信号輝度点（hyperreflective foci）や ellipsoid zone などの変化も参考にしている。
- 固視点が変化するので，黄斑マップは必ずフォローアップモードで，とって欲しい。

4 代表的眼底疾患撮影時のポイント
網膜硝子体界面疾患（黄斑円孔, 黄斑上膜）

疾患ショートサマリー

①黄斑円孔（MH）
- 後部硝子体膜の接線方向の牽引により，中心窩に円孔を生じる疾患である。
- 円孔が生じると，視力低下とMHに特有の変視，すなわち視野の真ん中がギュッと吸い込まれるような見え方を生じる。
- MHの病期はstage 1〜4に分類される。

②黄斑上膜（ERM）
- 加齢とともに後部硝子体剥離（PVD）ができるが，その際に硝子体ポケットの後壁が黄斑上に残り，線維状の膜になるとERMが形成される。
- ERMの収縮により，網膜に皺襞や囊胞をきたしたりし，変視（波打ってみえる）や視力低下の原因となる。

検査の目的
- カラー眼底撮影とOCTが必要となる。
- MHはStage 1や2の場合,中心窩のPVDが自然にできれば円孔は改善（閉鎖）することもある（図1）。
- 自然閉鎖がなければ治療は硝子体手術の適応になる。そのため，治療の選択を決める意味でも病変部をしっかりスキャンしたOCT所見が重要である。
- ERMでは膜の収縮による網膜の層構造のダメージ，特に外層の状態をみることは視力予後を予想するうえでもOCTが重要となる。

主な検査所見
- MHではstageにより以下の所見がみられる。
① stage 1（図1，2）：perifoveal PVDにより中心窩の形態異常が生じた状態である。全層円孔前の状態で，視細胞層離開前が1A，離開後が1Bと分類される。
② stage 2（図2）：囊胞様腔の前壁に裂隙を生じ全層円孔となる。弁（flap）を形成し，後部硝子体皮質が牽引する状態。
③ stage 3（図3）：弁が中心窩からはずれ蓋（operculum）が形成される。
④ stage 4（図4）：PVDが完成した状態。
- ERMはOCTで網膜剥離上に高輝度反射のラインとして捉えられ，網膜の膨化により中心窩の陥凹が消失することが多い（図5）。
- またERMの収縮による硝子体方向への牽引により，外顆粒層が三角形に隆起する。
- 硝子体手術でERMを除去すると，網膜表面のしわはなくなり，膨化および外顆粒層への牽引が減り視力は改善することが多い（図6）。
- しかし中心窩の陥凹は戻らず，変視は軽減するが残存することが多い。

図1　MH stage 1（60歳，女性，左眼）

①初診時カラー眼底写真。中心窩に黄色輪を認める。視力は左眼＝（0.5）。

②OCT で，視細胞層の欠損（macular microhole）を認める（矢印，MH stage 1）。中心窩には PVD を認める。

③9日前の前医初診時。中心窩に PVD はない。MH stage 1 の状態。外顆粒層に亀裂がみられる（矢印）。

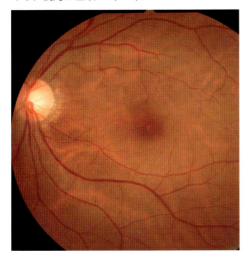
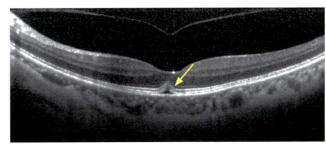
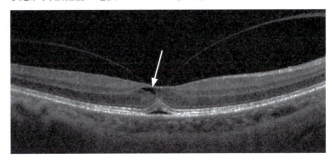

図2　MH stage 1 → 2（56歳，男性，左眼）OCT

①初診時，視力は左眼＝（0.9）。中心窩に PVD はなく，MH stage 1 の状態。

②約4カ月後，MH stage 2 へと進行し，視力は左眼＝（0.7）へ低下。硝子体手術の適応となる。

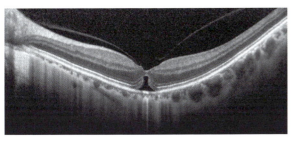

③硝子体手術後 12 カ月。MH の閉鎖は得られ，視力は左眼＝（1.0）。

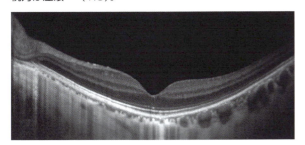

図3 MH stage 3（73歳，男性，左眼）

後部硝子体皮質（黄矢印）の牽引により弁が中心窩からはずれ，蓋（operculum）が形成さている（矢頭）。円孔周囲にはヘンレ（Henle）線維層の囊胞様腔がみられる（白矢印）。視力は左眼＝（0.4）。

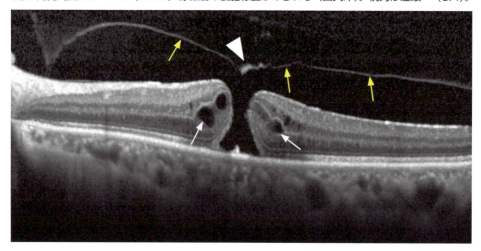

図4 MH stage 4（68歳，女性，右眼）

①初診時，カラー眼底写真。中心窩に約 1/2 乳頭径大のやや大きな円孔を認める。視力は左眼＝（0.1）。

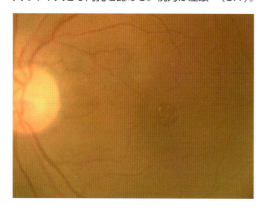

> **眼科医の目線**
>
> ①黄斑円孔（MH）
> - 後部硝子体皮質と円孔の関連が手術の判断になるので，病変部をしっかりスキャンしたOCT所見が重要である。
>
> ②黄斑上膜（ERM）
> - 正しい中心窩のスキャンが必要であり，陥凹の消失の有無，視細胞層の状態を把握することは術後の視力や変視の予後を予測するうえで重要である。

② OCT。後部硝子体皮質に蓋はなく視細胞層が挙上されている。

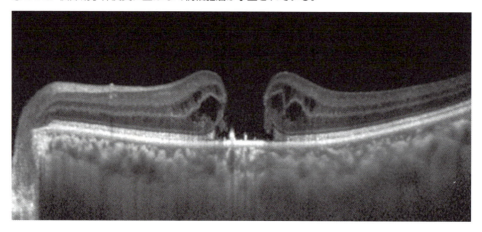

図5 ERM（60歳，男性，右眼）

①カラー眼底写真。前膜が収縮し中心窩下方に白色病変としてみられる（白矢印）。黄斑部には皺襞がみられる。視力は右眼＝（0.9）。

② OCT（水平断）。ERMは線状の高輝度反射をして捉えられ（黄矢印），黄斑部は肥厚し，中心窩に陥凹はなく，外顆粒層が三角形に隆起している（細矢印）。

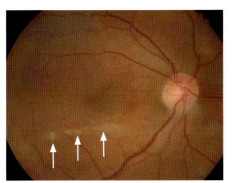
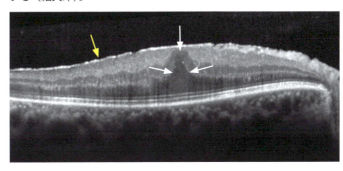

図6 図5と同一症例の硝子体手術後12カ月

①カラー眼底写真。ERMは硝子体手術により除去され，黄斑部の皺襞も消失。視力は右眼＝（1.2）に改善。

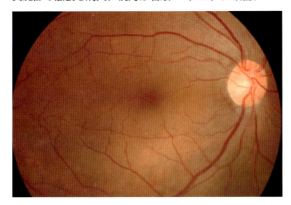

検査キーワード

①黄斑円孔（MH）
- 中心窩に黄色輪
- 視細胞層の欠損（macular microhole）
- 後部硝子体皮質
- 蓋（operculum）
- ヘンレ（Henle）線維層の嚢胞様腔

②黄斑上膜（ERM）
- 中心窩の陥凹消失
- 外顆粒層が三角形に隆起

② OCT。黄斑部の肥厚は減少し，外顆粒層の硝子体方向への牽引も減少したが，中心窩の陥凹は戻らない。

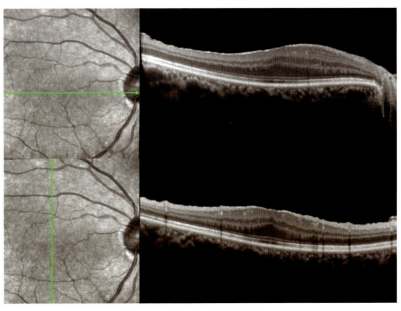

4 代表的眼底疾患撮影時のポイント
中心性漿液性脈絡網膜症

疾患ショートサマリー

- 中心性漿液性脈絡網膜症（CSC）は大きく典型，慢性型に分類される。脈絡膜血管異常が一次的原因である。
- 典型例は中年男性に同心円状の漿液性網膜剥離がみられる。ストレスやA型気質，ステロイドの使用等が発症に関与する。自然軽快することが多いとされるが，再発も多い。OCTで網膜の層構造は保たれている。
- 慢性型は一般的に典型例よりも高齢者に多く，両眼性症例もしばしばみられる。網膜色素上皮レベルでの変性巣が多数。OCTでは網膜の菲薄化が観察される。
- CSCでは視力が保たれていることが多いが，剥離の遷延化，OCTでのellipsoid zone不鮮明化および網膜菲薄化，またFAFでの剥離領域過蛍光などを呈するような症例では視機能障害を生じる。
- OCTで脈絡膜の肥厚が指摘されており，脈絡膜が映るように撮影することが診断の助けになる。
- 治療には造影検査が必須である。

初診時

検査の目的
- 発症初期には視力は良好であり，網膜形態および脈絡膜形態を評価することで治療の時期を逃さないようにすることが大切である。加齢黄斑変性，Best病などと鑑別する。治療を計画するうえで，発症からの期間もある程度推測する。
- **OCT**：ellipsoid zoneを含めた層構造，網膜の厚み，脈絡膜の評価に有用である。
- **蛍光眼底造影（FA/IA）**：蛍光漏出部位の場所や性状の評価が治療に必須である。加齢黄斑変性との鑑別のためにも重要。
- **FAF**：網膜色素上皮の機能評価だけでなく，網膜剥離内の過蛍光物質も評価する。

主な検査所見（図1〜3）
- **眼底所見**：漿液性網膜剥離だけでなく，白色斑（フィブリン），網膜色素上皮萎縮，出血の有無を確認する。
- **OCT**：典型例は網膜の層構造は保たれているが，慢性例では網膜自体の菲薄化が生じている。また剥離裏面の顆粒状変化は剥離期間が長くなるほど目立つようになる。フィブリンは網膜下の高反射帯として観察される。脈絡膜は肥厚していることが多い。
- **FA**：初期像が最重要である。初期像とそれ以降で蛍光漏出を評価する。
- **IA**：中期〜後期における脈絡膜血管透過性亢進の有無を評価する。
- **FAF**：剥離期間によって低蛍光（ブロック）→点状過蛍光（外節伸長・プレシピテート）
  →過蛍光（リポフスチン様物質蓄積）→低蛍光（網膜色素上皮萎縮）と変化する。
- **OCTA**：加齢黄斑変性との鑑別に有用である。

図1 典型的な CSC（40歳，男性，左眼）

① カラー
黄斑部に境界明瞭な漿液性網膜剥離。

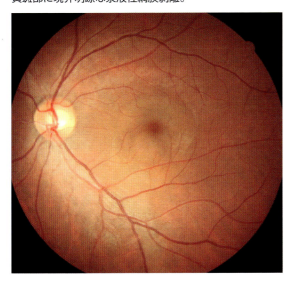

 眼科医の目線

- CSC は遷延化すると治療しても視機能改善が得られない可能性が高まるので，初診時にそれまでの剥離期間や現状について評価する。
- FAF は剥離期間によって所見が変化するので，発症時期の推定に有用である。
- FA で蛍光漏出部位がはっきりしない場合には慢性型だけでなく，加齢黄斑変性やポリープ状脈絡膜血管症の可能性があるので注意する。
- OCT で蛍光漏出部位を観察すると，網膜色素上皮の不整や小さな網膜色素上皮剥離が観察されることが多い。
- 脈絡膜の肥厚が強いほど，遷延や再発が多くなる傾向がある。
- 高齢者症例や以前 CSC と診断されていた症例でも，OCTA で脈絡膜新生血管が証明される症例が少なくない。

② FA 初期（30秒）
黄斑部に境界明瞭な漿液性網膜剥離。

③ FA 後期（10分）
吹上型の蛍光漏出。

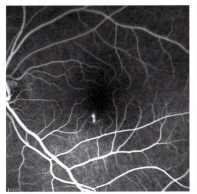

④ IA 中期（12分）
血管透過性亢進所見は黄斑部下方および血管アーケード外上方にもある。

⑤ OCT 水平断
漿液性網膜剥離。中心窩下脈絡膜厚は 465μm。

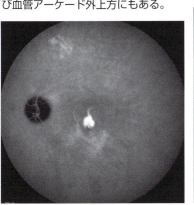

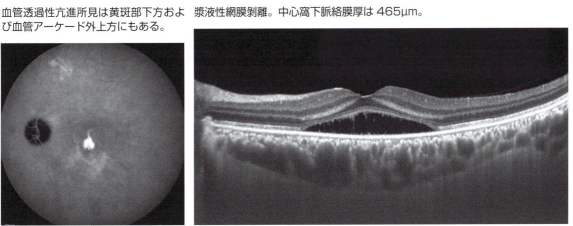

図2　FAFの変化

① 剥離期間1カ月の57歳，男性

ⓐ FAF。剥離範囲は網膜下液のブロック効果により低蛍光を呈している。
ⓑ OCT。漿液性網膜剥離。剥離裏面には視細胞外節の伸長所見がみられる。

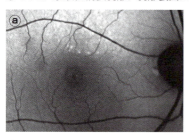
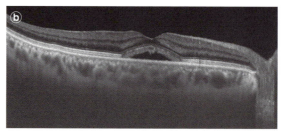

② 剥離期間6カ月の64歳，男性

ⓐ FAF。剥離範囲は視細胞外節の代謝が起こり，過蛍光を呈している。
ⓑ OCT。漿液性網膜剥離。剥離裏面には視細胞外節の伸長所見がみられる。

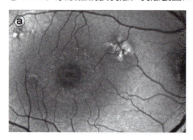
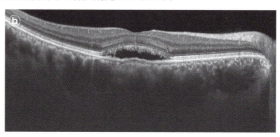

図3　漏出点が中心窩近傍にある症例（CSC，55歳，男性，左眼）

① カラー

黄斑部に円型の漿液性網膜剥離がみられる。

② FA（20秒）

中心窩無血管域ギリギリに蛍光漏出点。

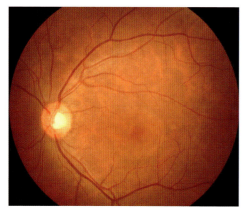
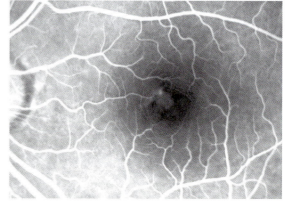

③ OCT

漿液性網膜剥離。剥離網膜裏面に視細胞外節の伸長所見がみられる。中心窩下脈絡膜厚は331μm。

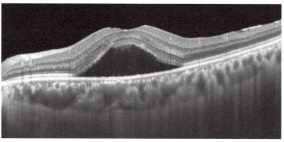

検査キーワード
- FA初期像
- 網膜菲薄化
- 脈絡膜肥厚

図4 マイクロパルスレーザー治療の症例（CSC，41歳，男性，左眼）

① FA 初期（30秒）

黄斑部上鼻側に漏出点がみられる。

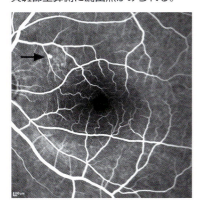

② 治療前のカラーと FAF

ⓐカラー。漏出部位から中心窩下方にかけて漿液性網膜剥離がみられる。
ⓑFAF。剥離部位に一致した過蛍光および漏出点付近の低蛍光がみられる。

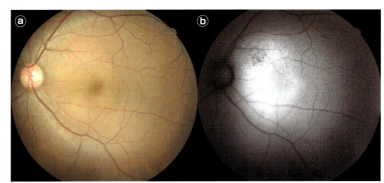

③ 治療後のカラーと FAF

ⓐカラー。漿液性網膜剥離は消失している。
ⓑFAF。過蛍光領域の縮小。漏出点付近の低蛍光は不変。レーザー後の網膜色素上皮のダメージはほとんどみられない。

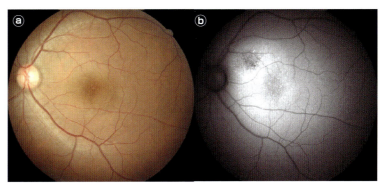

④ 治療前の OCT

黄斑部鼻側よりに漿液性網膜剥離がみられる。

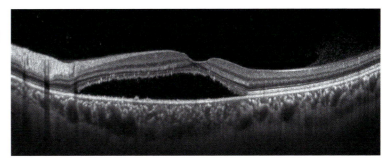

⑤ 治療後の OCT

漿液性網膜剥離は消失している。

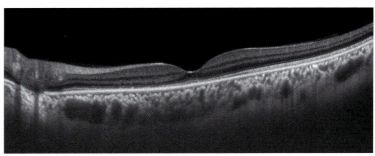

検査キーワード

- 網膜出血
- 網膜色素上皮ライン

治療および経過観察

- 典型例に対する治療はレーザー治療が第一選択だが，漏出部位が中心窩に近い場合には不可能である。最近閾値下レーザーが開発され，その有効性が報告されている（図4）。
- 慢性例に対する治療はレーザーでは困難なことが多く，光線力学的療法が行われることがある。多数の漏出点も一度に治療することが可能である（図5）。
- 光線力学的療法は脈絡膜異常を直接的に治療できるため効果的と考えられている。治療により脈絡膜がやや薄くなる。
- ただし光線力学的療法は保険適応ではないので，専門施設での実施が必要である（倫理委員会での承認のうえ，本人の同意のもとで治療を実施する）。
- CSCに対する抗VEGF治療の有効性は確立されていないので注意が必要である。
- いずれの治療でも治療後すぐに回復するわけではなく約1カ月程度はかかる。自覚症状の改善にはさらに時間を要することがある。
- 経過観察中に最も注意すべきは，高齢者症例における脈絡膜新生血管の出現である。眼底検査による網膜出血の有無の詳細な観察や可能であればOCTAによる経過観察が望まれる（図6）。

図5 光線力学的療法治療の症例（慢性CSC，52歳，男性，左眼）

① FA 中期（2分）
漏出点ははっきりしない。脈絡膜新生血管はなし。

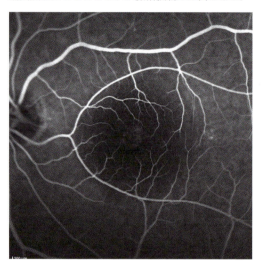

② IA 初期（2分）
中心窩下に過蛍光がみられる。

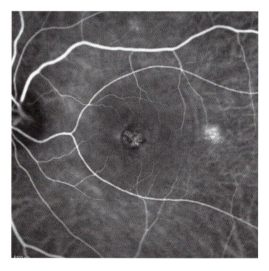

③ 治療前のOCT
漿液性網膜色素上皮剥離とその周囲に漿液性網膜剥離がみられる。中心窩下脈絡膜厚は535μm。

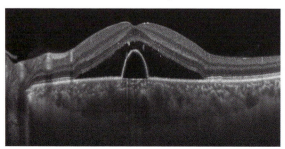

④ 治療後のOCT
色素上皮剥離も漿液性網膜剥離も，ともに消失している。中心窩下脈絡膜厚は437μmと少し薄くなった。

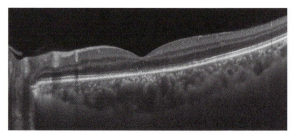

図6 OCTAで加齢黄斑変性と診断された症例（59歳，男性）

① カラー

中心窩を中心にドルーセンや網膜色素上皮異常がみられる。網膜出血はない。

② FA中期（2分）

はっきりとした漏出はないが，中心窩耳側に淡い過蛍光がみられる。

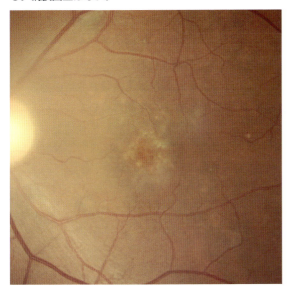
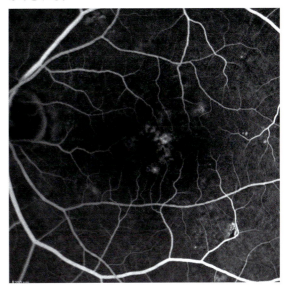

③ OCT

網膜色素上皮ラインの不整とわずかな漿液性網膜剥離がみられる。

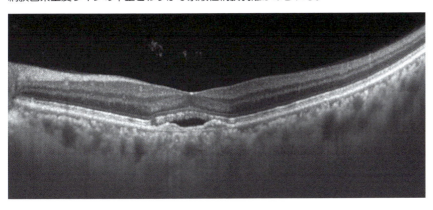

> **眼科医の目線**
> ・加齢黄斑変性との鑑別には，OCTで病変部における網膜色素上皮ラインの不整や隆起に注目する必要がある。

④ OCTA

網膜外層および脈絡膜毛細血管レベルで，中心窩耳側に脈絡膜新生血管を示唆する血管が描出されている。

表層網膜毛細血管網　　深層網膜毛細血管網　　網膜外層　　脈絡膜毛細血管

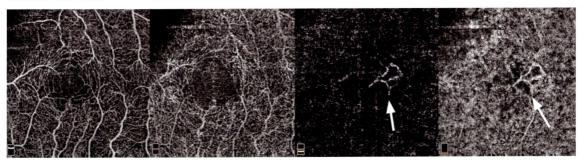

4 代表的眼底疾患撮影時のポイント

滲出型加齢黄斑変性

疾患ショートサマリー

- 加齢黄斑変性（AMD）は滲出型加齢黄斑変性と萎縮型加齢黄斑に分類される。
- 滲出型 AMD は主要所見として，①脈絡膜新生血管（CNV），② 1 乳頭径以上の漿液性網膜色素上皮剥離，③出血性網膜色素上皮剥離，④線維性瘢痕，の少なくとも 1 つを認めるものとされている。
- 現在治療の対象となるのが脈絡膜新生血管（CNV）を伴う滲出型 AMD となり，その病型は特殊型のポリープ状脈絡膜血管症（PCV），網膜血管腫状増殖（RAP），そして特殊型を除いた典型 AMD の 3 つに分けられる。

検査の目的
- 非侵襲的なカラー眼底撮影と OCT のほか，FA，IA が必要となる。
- CNV のタイプにより進行の程度や治療に対する反応性が異なるため，治療前に AMD の病型を診断することは重要である。

典型 AMD

主な検査所見
- FA 所見からその CNV のタイプによって，病変の 50%以上を classic CNV が占める predominantly classic CNV（図 1），classic CNV が病変の 50%未満の minimally classic CNV（図 2），classic 成分をもたない occult with no classic CNV（図 3）に分類される。
- OCT では classic CNV の部位は網膜色素上皮（RPE）の前方に CNV を示す高反射物質として観察されることが多く（type 2 CNV），occult CNV の部位は RPE の隆起がみられる（type 1 CNV）。

図1 predominantly classic CNV（74歳，男性，右矯正視力0.1）

①カラー眼底写真。黄斑部に灰白色病変（矢印）と網膜下出血を認める。

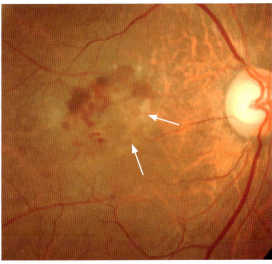

② OCT垂直断。灰白色病変部位はRPEの高反射ラインの前方にCNVを示す高反射物質として観察されtype 2 CNVと考えられる（矢印）。その周囲には網膜浮腫（矢頭），漿液性網膜剥離（SRD）がみられる（青矢印）。

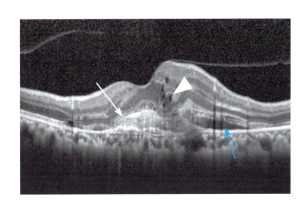

③ FA。境界明瞭な蛍光漏出がみられ（classic CNV，矢印），その周囲には網膜下出血による蛍光ブロックがみられる。classic CNVが病変の50％以上を占めており，predominantly classic CNVと診断できる。

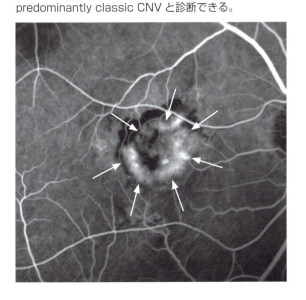

④ IA。classic CNVは網目状の過蛍光として捉えられる（矢印）。

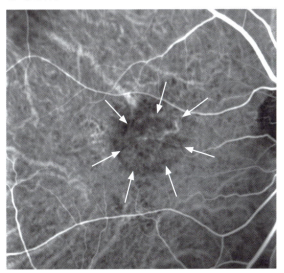

図2　minimally classic CNV（68歳，男性，右矯正視力0.2）

①カラー眼底写真。黄斑部に網膜下出血，軟性ドルーゼン，SRD，灰白色病変（矢頭）を認める。

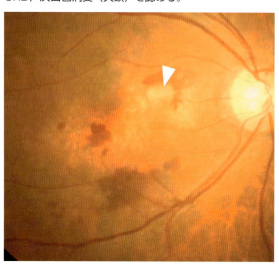

②FA。境界不鮮明な顆粒状の過蛍光がみられ（occult CNV，矢印），一部網膜下出血による蛍光ブロックもみられる。カラー眼底写真でみられた灰白色病変部位は境界鮮明な過蛍光としてみられる（classic CNV，矢頭）。classic CNV が病変の50％未満であるため，minimally classic CNV と診断できる。

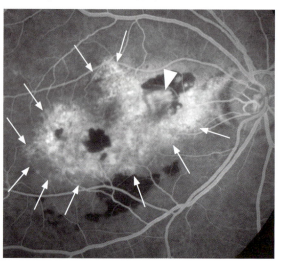

③IA。classic CNV は淡い網目状の過蛍光として捉えられ（矢頭），occult CNV の部位では脈絡膜静脈の拡張がみられる。

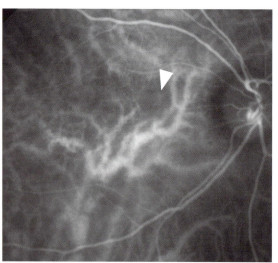

④OCT 水平断。occult CNV の部位は RPE の隆起がみられ，type 1 CNV と考えられる（矢印）。その前方にSRD がみられる。classic CNV の部位は RPE の前方にCNV を示す高反射物質として観察され type 2 CNV と考えられる（矢頭）。その上に網膜浮腫，乳頭側にはSRD がみられる（青矢印）。

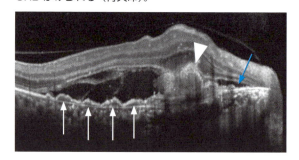

図3 occult with no classic CNV（左矯正視力 0.2）

①カラー眼底写真。黄斑部に軟性ドルーゼンと SRD を認める。

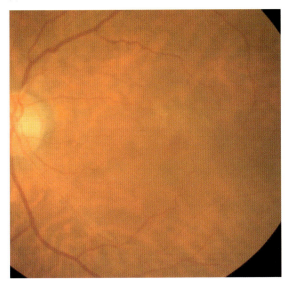

② OCT 垂直断。RPE の隆起があり，その RPE の後方には高輝度反射（内部反射）がみられ，type 1 CNV と考えられる（矢印）。その前方に SRD（青矢印）がみられる。

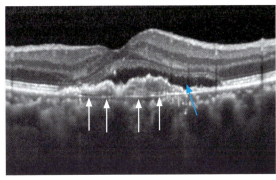

③ FA。境界不鮮明な顆粒状の過蛍光がみられる（occult CNV，矢印）。

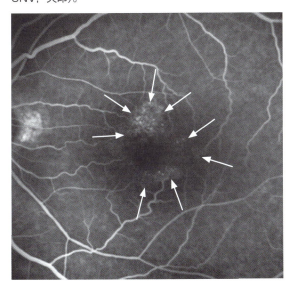

④ IA。FA とほぼ一致した範囲で顆粒状の蛍光漏出がみられるが（矢印），中心窩下にも occult CNV が広がっているのがわかる。

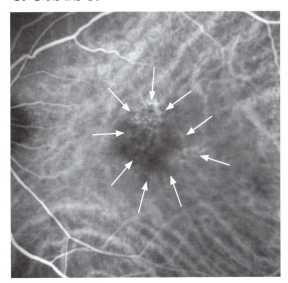

PCV（図4）

主な検査所見

- 枝状の脈絡膜血管に由来する異常血管網と、その先端の拡張したポリープ状病巣を基本病態とする疾患である。
- 診断にはIAでポリープ状病巣が証明されれば確定である。
- OCTではポリープ状病巣はRPEの急峻な隆起、異常血管網はRPE下の反射組織あるいはRPEの隆起として捉えられ、double layer signと呼ばれる。
- 近年開発されたOCTAは、PCVにおいて異常血管網は捉えられやすいが、ポリープ状病巣の多くが低輝度になるため、現在のところIAのほうが優れている。

図4 PCV（65歳, 男性, 右眼矯正視力0.15）

①カラー眼底写真。中心窩はRPEの不整とSRDを、その周囲には橙赤色隆起病巣（矢印）を認める。さらに黄斑部の上方には硬性白斑がみられる。また、小さな網膜色素上皮剥離（PED）もみられる（矢頭）。

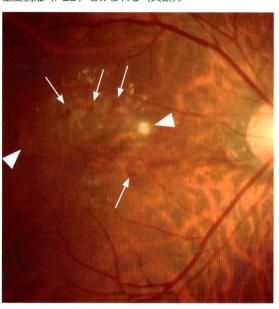

② FA。occult CNVを呈する。カラー写真でみられた橙赤色隆起病巣部位と乳頭黄斑間のPEDは過蛍光（蛍光の貯留）がみられる（矢頭）。

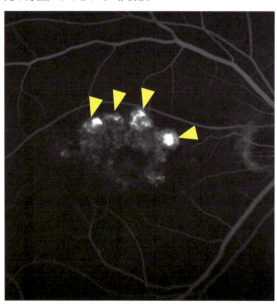

③ IA。明瞭に異常血管網とその先端にポリープ状病巣（矢頭）がみられる。

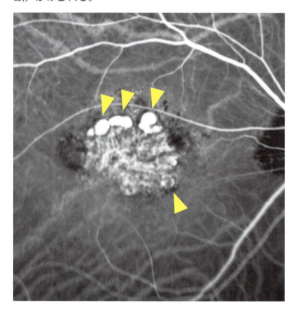

④⑤ OCT。OCT 撮影時に眼底観察で得られた IR 画像（赤外光による）で，ポリープ状病巣は黒色に写ることが多く，この部位をスキャンすると（⑤）ポリープ状病巣は RPE の急峻な隆起として捉えられる（矢頭）。また，異常血管網は RPE 下の反射組織あるいは RPE の隆起として捉えられ，double layer sign 呼ばれる（矢印）。

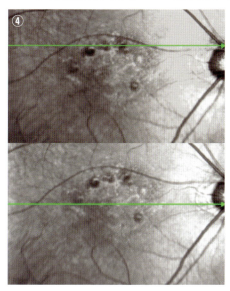
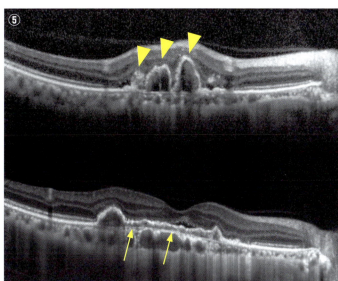

⑥ OCTA。異常血管網は IA で得られたものに類似してきれいに描出される。ポリープ状病巣は円形の低輝度領域（hypoflow round structure，矢頭），あるいは中心が明るくその周りを ring 状の低輝度（hyperflow round structure surrounded by a hypointense halo，矢印）として捉えられる。

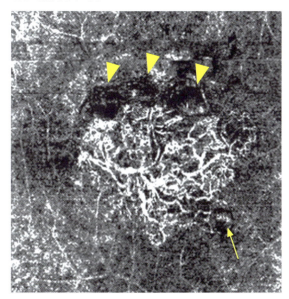

図5 RAP stage 2（66歳，女性，左眼矯正視力0.9）

① カラー眼底写真。網膜前，内出血，硬性白斑とreticular pseudodrusen（矢印）がみられる。

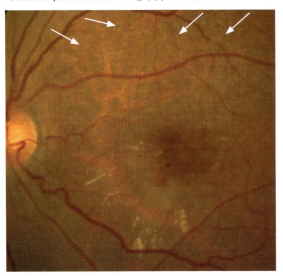

② FA。minimally classic CNV を示す。

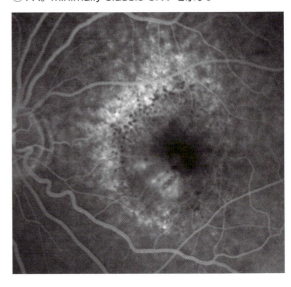

③ IA 初期。網膜血管との吻合（矢印，RRA）がみられる。

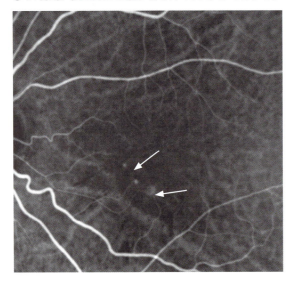

④ IA 後期。新生血管（RAP lesion）が hot spot（矢印）としてみられる。

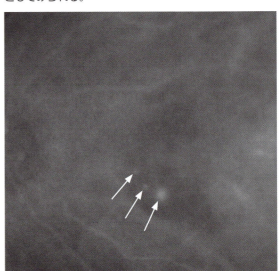

⑤ OCT 垂直断。網膜浮腫（青矢印），SRD（黒矢印）がみられる。

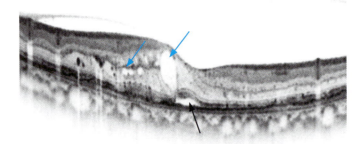

RAP（図5, 6）

主な検査所見

- RAPは網膜血管由来の新生血管（RAP lesion）を有し，網膜内に異常血管増殖をきたし，網膜血管と吻合（retinal-retinal anastomosis；RRA）し，そして網膜下へ進展して，やがて脈絡膜新生血管と吻合（retinal-choroidal anastomosis；RCA）を形成するといった特徴がある。
- また，両眼に軟性ドルーゼンとreticular pseudodrusenを伴い，RAPはその進行過程に応じて，stage 1から3に分類されている。

図6　RAP stage 3（73歳，女性，左眼矯正視力 0.09）

①カラー眼底写真。網膜前・内出血，大きなPED，硬性白斑がみられる。

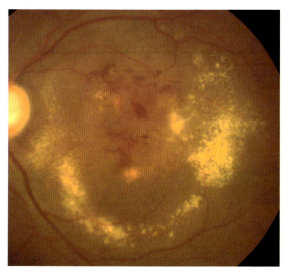

②FA。classic + occult CNVのパターンを示す蛍光漏出（矢頭）とCMEの花弁状蛍光貯留（赤矢印），PEDによる過蛍光（白矢印）を認める。

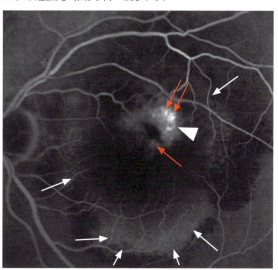

③IA。網膜血管（矢印）と新生血管（RAP lesion，矢頭）が吻合しているのがはっきりとわかる（RCA）。

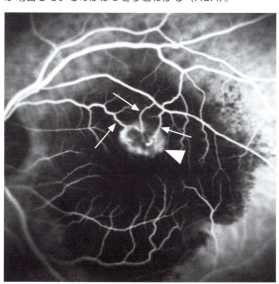

④OCT。垂直断ではCME，PEDがみられる。またRAP lesionの部位はRPEが持ち上げられ，一部断裂している（bump sign，矢印）。RPEラインの後方には高反射（内部反射）がある。

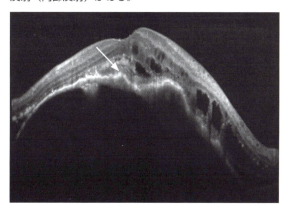

4 代表的眼底疾患撮影時のポイント
網膜剥離

> **疾患ショートサマリー**
> - 網膜剥離は，裂孔原性網膜剥離，漿液性網膜剥離，牽引性網膜剥離に分けられる。本項では裂孔原性網膜剥離（RRD）について述べる。
> - RRDは，主に周辺部網膜裂孔から網膜下に硝子体液が入り，神経網膜が網膜色素上皮から剥離することで生じる。
> - 裂孔は大きく，馬蹄形裂孔と萎縮円孔に分けられる。
> - 若年者では萎縮円孔からの網膜剥離が多く，中高年では馬蹄形裂孔が多い傾向がある。
> - 画像診断では，剥離範囲と裂孔形態と位置が捉えられていることが大切である。

初診時（症例1：図1～3，症例2：図4，症例3：図5，症例4：図6）

検査の目的
- RRDは，その進行程度により手術の緊急性が異なる。
- 黄斑部剥離の有無が緊急性を左右する。
- 手術に際しては裂孔の位置，形態，剥離の範囲，剥離の丈の把握が大切。
- カラー眼底写真（パノラマ），OCTが有用。
- 超広角走査レーザー検眼鏡ならさらにわかりやすい。

主な検査所見
- 眼底写真では，網膜裂孔のほか，格子状変性，硝子体出血，タバコダスト（硝子体内の細胞），網膜下索状物，脈絡膜剥離，などがみられる。
- OCTでは，網膜分離（嚢胞様変化），網膜皺襞，黄斑上膜，硝子体牽引，網膜下索状物などを認める。

> **眼科医の目線**
> - パノラマ写真や超広角走査レーザー検眼鏡があると患者への説明に使いやすい。
> - パノラマ写真では，剥離の丈が高い場合はピントの調節が必要（特に裂孔部）。
> - OCTでは，黄斑上膜，網膜下索状物，硝子体牽引があれば硝子体手術を優先することが多い。
> - 黄斑部剥離があれば早期に手術を予定する（図3のように中心窩に迫る剥離は緊急性が高い）。
> - 細隙灯顕微鏡では，眼底写真，倒像鏡検査では見つけることが難しいマイクロホール，網膜裂隙のような詳細な所見を捉えることが可能。

図1　上方裂孔からの網膜剥離（視力：1.2）

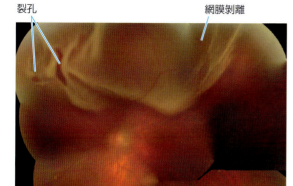

裂孔　　　網膜剥離

図2　図1と同一症例でピントを裂孔に合わせたもの

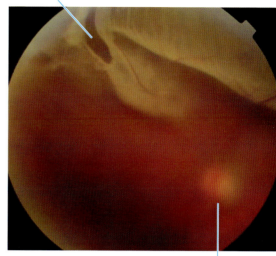

裂孔が鮮明

視神経乳頭は不鮮明

図3　図1と同一症例のOCT

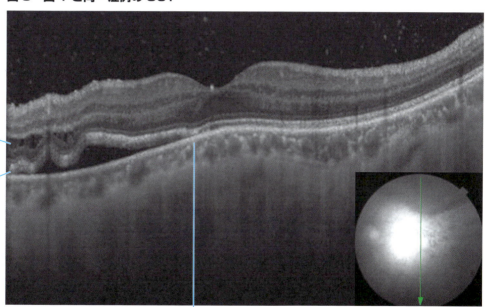

Henle線維層の囊胞様変化

網膜外層の皺襞

中心窩に迫る剥離

検査キーワード
- 黄斑部剥離
- 萎縮円孔
- 馬蹄形裂孔
- 硝子体牽引

図4 超広角走査レーザー検眼鏡（裂孔からの網膜剝離）

一度の撮影で裂孔と網膜剝離の範囲をすべて確認できている。

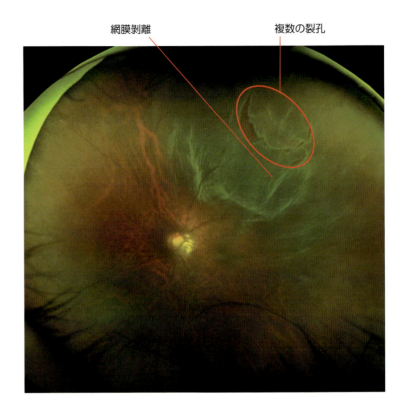

図5 超広角走査レーザー検眼鏡（萎縮円孔からの網膜剝離）

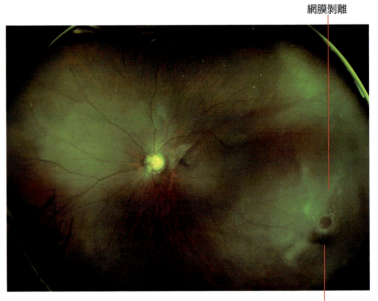

図6 細隙灯顕微鏡写真
裂孔の状態を詳細に観察できる。

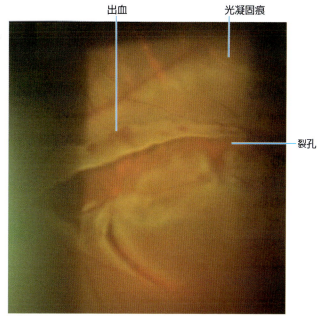

出血 光凝固痕 裂孔

経過観察（症例1：図7）

検査の目的
- 術後，検眼鏡的には網膜が復位しているように見えても視力が改善しないことがある。
- 原因として，嚢胞様黄斑浮腫，網膜前膜，視細胞障害，剥離残存などが考えられ，OCTでの検査が有用になる。

眼科医の目線
- OCTはellipsoid zoneがきれいに描出されていると，視力予後が良いことが多い。
- 網膜復位後の写真も漏らさず撮れていると，ERMの発症やRRD再発時の説明に役立つ。

図7 図1と同一症例の手術半年後のOCT（視力：1.2）

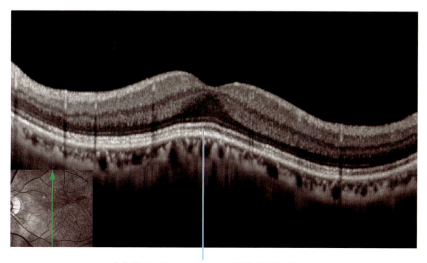

中心窩の ellipsoid zone が保たれている

4 代表的眼底疾患撮影時のポイント

緑内障

> **疾患ショートサマリー**
> - 緑内障は視神経と視野に特徴的な異常を認め，通常，眼圧を下降させることで進行を抑制しうる疾患と定義されている。
> - 急激に眼圧が上昇して失明に至る閉塞隅角緑内障と，徐々に視野障害が進行することが多い開放隅角緑内障に大別される。
> - 開放隅角緑内障のうち，眼圧が正常な例を正常眼圧緑内障と呼ぶ。
> - 日本人では約70％が正常眼圧緑内障である。

初診時
検査の目的
- 網膜神経節細胞（RGC）の約50％が消失しないと視野障害は起こらない。
- 早期に緑内障を診断するため視野障害が起きる前の形態変化を捉えることは重要である。
- RGCの軸索はすべて視神経乳頭に集まっていることと，黄斑部にはRGCの50％以上が集中していることから，緑内障の診断および経過観察には乳頭周囲および黄斑部の観察が有用である。眼底写真およびOCTにより視神経乳頭陥凹，神経線維層欠損（NFLD）を捉えることが目的である。

視神経乳頭の観察
主な検査所見
- 緑内障の主な視神経乳頭の所見は乳頭陥凹，乳頭出血，乳頭周囲網膜神経線維層（cpRNFL）の欠損，ノッチング，網膜血管の鼻側偏位である（図1）。
- 眼軸が長い強度近視眼では近視性の変化と緑内障性の変化が混在しているため鑑別が難しい。
- 強度近視眼では視神経乳頭の傾斜，回転，傍乳頭網脈絡膜萎縮（PPA）といった所見がみられる。

> **眼科医の目線**
> - サークルスキャンや乳頭マップでcpRNFL厚を測定する。ラインスキャンやラジアルスキャンは乳頭陥凹の立体的な構造変化がわかりやすい。
> - OCTにより自動検出された乳頭外縁と陥凹部位が異常な場合には修正が必要なので注意が必要（図2）。
> - 乳頭陥凹の所見を読む際に過露光による色飛びがあると読めないので，光量に注意すること。

図1 緑内障性乳頭陥凹

垂直 C/D 比 0.7, 網膜血管の鼻側偏位, 6～12 時に PPA と 11 時に NFLD (矢印) がみられる。乳頭陥凹の大きさは, 乳頭蒼白部の境界ではなく, 血管の屈曲点をたどって評価する。

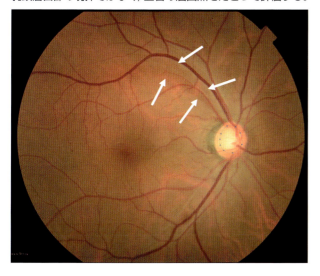

検査キーワード

- 網膜神経節細胞 (RGC)
- 神経線維層欠損 (NFLD)
- 乳頭周囲網膜神経線維層 (cpRNFL)
- 傍乳頭網脈絡膜萎縮 (PPA)

図2 図1と同一症例の OCT による視神経乳頭の解析

乳頭陥凹および cpRNFL の解析が行われる。cpRNFL 厚を 12 分割した clock hour などで正常 (緑), 境界域 (黄), 異常 (赤) で表示される機種が多い。OCT には乳頭陥凹の自動検出機能があるが, 強度近視眼ではしばしばエラーが起きる。

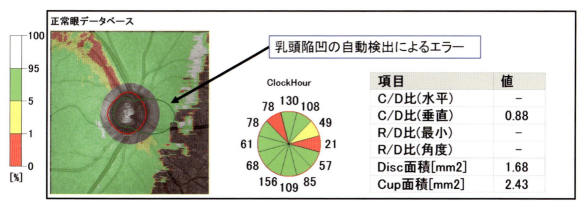

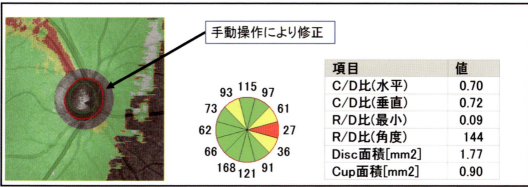

黄斑部の観察

- 黄斑周囲は神経線維層（NFL）が薄いため，ganglion cell analysis（GCA：神経節細胞層＋内網状層）や ganglion cell complex（GCC：GCA＋NFL）を測定する（図3〜7）。
- 強度近視眼では GCA，GCC が薄く判定されることがあるが，ニデック社の RS-3000 Advance では適切な補正を行ってくれる（図8）。

図3　図1と同一症例のGCCの正常眼データベースによる解析

図1のNFLDに対応する異常を認める。

図5　診断が難しい例

11時に薄いNFLD（矢印）がみられるが，視神経乳頭陥凹ははっきりしない。

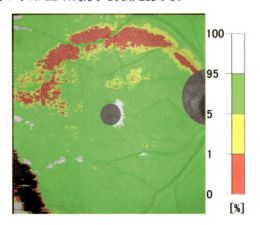

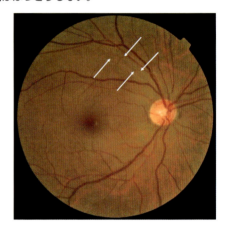

図4　図1と同一症例の網膜垂直断層像

画角が狭く図1のNFLDに対応する異常は見つけられない。

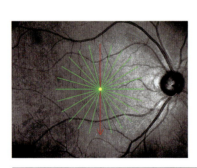

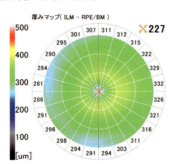

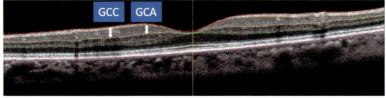

検査キーワード

- GCA ＝神経節細胞層（GCL）＋内網状層（IPL）
- GCC ＝神経線維層（NFL）＋ GCA

眼科医の目線

- 緑内障ではGCA，GCCのみが菲薄化するが，網膜中心動脈閉塞症，網膜中心静脈閉塞症などの虚血性疾患では内網状層，内顆粒層，外網状層まで薄くなる。緑内障を鑑別するのに非常に重視している所見。
- GCC，GCAは画角が狭いと見逃すことがあるので注意。

図6　図5と同一症例のHumphrey視野のグレースケールとパターン偏差

上方視野は明らかな異常がみられるが，図5のNFLDに対応する視野障害はわからない。

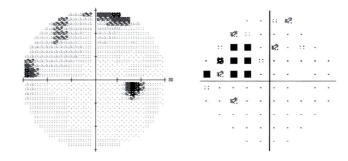

図7　図5と同一症例のGCAとcpRNFLを結合した解析

明らかな図5のNFLDに対応したcpRNFLの異常を認めるが，画角が狭くアーケード血管付近のGCAの異常はわからない。

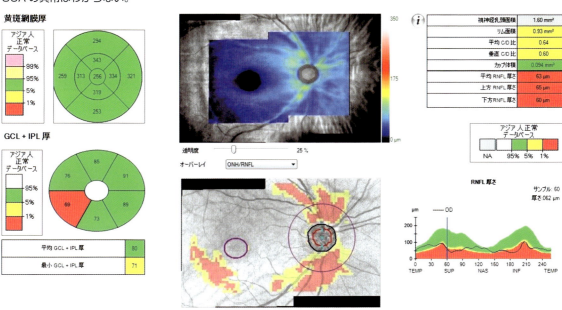

図8　強度近視眼のGCC解析のアーチファクト

長眼軸を伴う強度近視眼の解析結果を長眼軸正常眼データベースで補正するとNFLDパターンが浮かび上がってくることがある。解析には眼軸長の測定が必要である。

① 正常眼データベース　　② 長眼軸長正常眼データベース

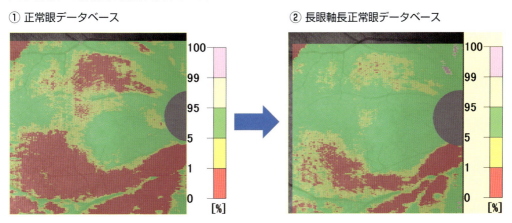

経過観察（検査の目的）

- 視野変化の進行前に治療戦略が立てることができれば理想的である。
- 早期緑内障の進行を捕らえるには RGC の変化が鋭敏で OCT が有用である。
- 撮影データの経時的な変化を表示できる機種が多く，ツァイス社の Cirrus HD-OCT では RNFL 障害の進行をイベント解析（ベースラインから一定の低下があるかどうか判定）できる。

眼科医の目線

- 後で比較ができるよう最初にいくつかのパラメータで撮影してあると助かる。
- 進行した緑内障の変化を OCT で捉えることは難しく，手術の適応を決める場合は視野検査が基本で欠かすことはできない。

線維柱帯切除術後にみられる濾過胞の観察

検査の目的

- 濾過胞からの房水漏出に気づかず放置した場合，濾過胞感染が起こり失明につながることがある。
- 結膜は白くて観察しにくいが，眼底カメラの前眼部蛍光撮影により高いコントラストの白黒写真で結膜上皮の状態を評価できる。
- 細隙燈顕微鏡による観察では診断が難しい軽度の漏出を見つけることが目的である。

主な検査所見

- 濾過胞壁の結膜上皮欠損は房水の滲み出し（oozing，図9），明らかな漏出点からの漏出（point leak）へと増悪する。
- 治療により結膜上皮欠損が改善するとたくさんの小嚢胞が認められる（図10）。この小嚢胞は濾過胞壁が厚くなれば減少する。

検査キーワード

- 房水の滲み出し（oozing）
- 明らかな漏出点からの漏出（point leak）
- 濾過胞表面の小嚢胞

眼科医の目線

- 濾過胞上皮は傷つきやすいため，フルオレセインペーパーで眼瞼縁を染色する。
- 時間の経過とともに染色部位が不明瞭になるため，撮影直前に染色する。
- フラッシュの光量は少なくてすむことが多い。

図9　濾過胞からの oozing
カラー写真でははっきりしないが，前眼部蛍光撮影により旺盛な oozing が認められる。

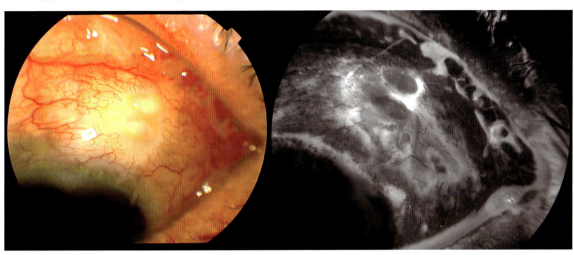

図10　濾過胞表面に多発する小嚢胞
ヒアルロン酸点眼による治療開始から2週間後，薄い結膜上皮の再生に伴い多数の小嚢胞が認められた。

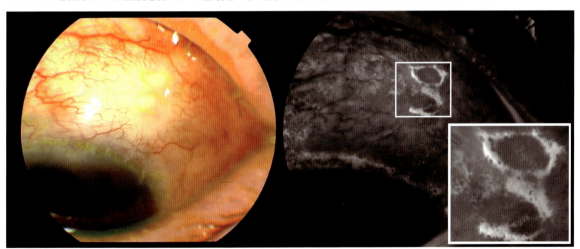

索　引

和文

-あ-

アーチファクト ……………………………… 172
　　角膜上の油膜による―― ……………… 173
　　後部硝子体による―― …………………… 175
　　硝子体混濁や白内障による―― ………… 174
　　――対策 ……………………………………… 47
明らかな漏出点からの漏出(point leak) ……… 216
顎台の高さ調節 ……………………………………… 40
顎の位置の修正 ……………………………………… 96
頭の傾きによる眼球回旋 ………………………… 18

-い-

医師との信頼関係 ………………………………… 23
萎縮円孔 ……………………………………………… 209
異常所見 ……………………………………………… 83
インドシアニングリーン蛍光眼底造影
　(検査)(IA) ………………………………………… 78
　　――の眼底カメラ ……………………………… 78
インドシアニングリーン(ICG) ………………… 78

-お-

黄斑円孔(MH) ……………………………… 190, 193
黄斑虚血 …………………………………………… 180
黄斑出血 …………………………………………… 153
黄斑上膜(ERM) …………………………… 190, 193
黄斑部 ………………………………………………… 2
　　――撮影の選択 ………………………………… 57
　　――剥離 ……………………………………… 209
黄斑マップ ………………………………………… 122

-か-

開瞼の方法 …………………………………………… 97
外傷性黄斑円孔 ……………………………………… 54
各時相で見える所見, 見えない所見 ………… 101
角膜混濁 …………………………………………… 150
角膜上の油膜によるアーチファクト ………… 173
過去の画像を確認する …………………………… 10
加算平均 ……………………………………………… 51
画像が切れる ……………………………………… 168
画像チェック方法 ………………………………… 46
画像の補正 …………………………………………… 82

画像の保存, 編集, 加工 …………………………… 37
画像ボケ …………………………………………… 164
カルテの確認 ……………………………………… 24
加齢黄斑変性 ……………………………………… 126
眼球回旋―頭の傾きによる ……………………… 18
眼球屈折データ情報の確認および収集 ……… 14
眼瞼, 睫毛対策(処理) ………………………… 33, 104
眼瞼下垂 …………………………………………… 140
患者の姿勢 ……………………………… 16, 26, 30
患者の本人確認 …………………………………… 14
患者への説明 ……………………………………… 20
患者用椅子の高さと足の位置 ………………… 40
眼底画像のピント調整 ………………………… 116
眼底カメラ …………………………………… 3, 24
　　――の各部の名称 …………………………… 28
　　――の可動範囲 ……………………………… 29
　　――の基本操作 ……………………………… 30
　　――のコントロールパネル ……………… 29
眼底自発蛍光(FAF) ……………………………… 6
　　――と撮影装置 ……………………………… 48
　　――のOptos ………………………………… 56
　　――の眼底カメラ …………………………… 48
眼底の傾きに合わせ入射位置を調整 ……… 114
眼底へのレーザー照射 ………………………… 87
感度調整ダイヤル ……………………………… 90
カンファレンスへの参加 ……………………… 22

-き-

機器のメンテナンス …………………………… 77
機種別緑内障OCTの特徴 …………………… 138
強度遠視 ………………………………………… 166
強度近視 …………………………………… 114, 152, 166
　　――眼における緑内障解析 ……………… 137
　　――眼のピント合わせ …………………… 33
　　――眼のレッドフリー画像 ……………… 167
強度乱視の横型眼シミュレーション ……… 167
虚血性視神経症 ………………………………… 76

-け-

蛍光眼底造影 …………………………………… 5
　　――のHRA2 ………………………………… 86
　　――のOptos ………………………………… 92
血管造影剤 ……………………………………… 88

218

牽引性網膜剥離……………………… 188
検査時の姿勢………………………… 60
検査中の指示や声かけ……………… 156
検査用椅子…………………………… 12
瞼裂狭小……………………………… 140

― こ ―

広角眼底撮影装置……………… 3, 4, 38, 56, 92
高感度部位での撮影………………… 134
後極撮影の正しい構図……………… 24
広範囲の撮影………………………… 171
後部硝子体によるアーチファクト… 175
後部硝子体皮質……………………… 193
小柄な患者，高齢の患者の適切な姿勢… 17
黒点…………………………………… 163
固視不良……………………………… 168
固視目標……………………………… 42
コントロールパネル………………… 165
コントロールレバー………………… 30

― さ ―

撮影画像の確認……………………… 22
撮影眼，撮影モード選択画面……… 95
撮影間隔……………………………… 100
撮影機器とその特徴………………… 3
撮影光量（フラッシュ光量）調整のテクニック… 79
撮影光量ダイヤル…………………… 149
撮影光量の補正……………………… 64
撮影光路の選択……………………… 32
撮影時の（適切な）姿勢………… 16, 26, 30
撮影者自身の屈折矯正……………… 20
撮影者の心得………………………… 20
撮影手順…………………………… 42, 45
撮影の準備…………………………… 24
撮影ポジションマーカー…………… 44
撮影前の準備………………………… 12
左右眼の修正と画像の削除………… 103
サルコイドーシス…………………… 75
散瞳不良……………………………… 34

― し ―

視細胞層の欠損……………………… 193
視神経乳頭…………………………… 3

肢体不自由者のマネージメント…… 157
疾患眼の確認………………………… 13
視度調整……………………………… 24
自発蛍光画像の比較………………… 93
視方向の指示………………………… 157
周辺部眼底…………………………… 3
漿液性網膜剥離……………………… 185
上眼瞼や睫毛の影響………………… 114
上下眼瞼開瞼方法（手による）…… 145
硝子体牽引…………………………… 209
硝子体混濁…………………………… 150
硝子体出血…………………………… 188
焦点の調整…………………………… 88
小瞳孔………………………………… 148
小児のマネージメント……………… 156
上方撮影の場合……………………… 45
情報収集……………………………… 60
上方網膜の孔………………………… 170
睫毛，上眼瞼の写り込み…………… 142
睫毛の処理方法……………………… 105
神経節細胞層（GCL）……………… 214
神経線維層（NFL）………………… 214
神経線維層欠損（NFLD）…………… 213
信号強度……………………………… 128
滲出型加齢黄斑変性………………… 200
深層網膜毛細血管網………………… 124

― す ―

水晶体混濁…………………………… 150
水晶体の自発蛍光画像とダイヤル補正… 65
スイッチ操作………………………… 79
水平移動……………………………… 30
ストロボランプの劣化……………… 77

― せ ―

正常眼底所見………………………… 24
赤外自発蛍光………………………… 51
接眼レンズの視野率………………… 61
前増殖糖尿病網膜症（prePDR）…… 72, 184, 186
前嚢収縮……………………………… 99

― そ ―

走査レーザー検眼鏡……………… 3, 6, 48, 86

操作モニターの撮影画面(アイコンと表示)	42	糖尿病網膜症	101, 126, 184
増殖糖尿病網膜症(PDR)	72, 170, 184, 188	──の軟性白斑	161
──の星状硝子体	161	トラッキング機能	127
塞栓	183		
測定光の入射位置と眼底の傾き	113		
側副血行路	178		

-た-

体調不良	159
──への緊急対応	159
対物レンズの清掃	26
対物レンズの汚れ	162
タイマースタート画面	95
多発消失性白点症候群	160
単純糖尿病網膜症(SDR)	71, 184
断層画像の位置調整	117

-ち-

地図状脈絡膜炎	108
中間透光体混濁の避け方	98
中間透光体の影響	134
中心窩	2, 120
──に黄色輪	193
──の陥凹消失	193
──を通るライン	120
中心窩白色顆粒症	161
中心性漿液性脈絡網膜症(CSC)	53, 66, 194
超広角撮影の利点	58

-て-

定期的な観察が大切	10
定量的解析で必要となるエリア	136
テープのカット方法	40, 104
テープの貼り方	40
適正な露出	110
適切な姿勢	16, 26
小柄な患者,高齢の患者の──	17
撮影時の──	16
手による上下眼瞼開瞼方法	145

-と-

動画撮影時の注意	90
糖尿病黄斑浮腫(DME)	184

-な・に・ね・の-

内網状層(IPL)	214
斜めライン撮影	121
乳頭周囲網膜神経線維層(cpRNFL)	213
粘着テープによる上下眼瞼挙上方法	143
嚢胞性変化	185

-は-

白点	160
白内障眼での注意	49
馬蹄形裂孔	209
パノラマ撮影法	34

-ひ-

光干渉断層計(法)(OCT)	3, 112, 130, 168, 172
表層網膜毛細血管網	124
病変部を検査,記録	22
豹紋状眼底	153
ピント合わせ	79
ピントが合わない	165

-ふ-

ファインダー像	166
ファインダー内の情報	30
フィルター撮影(レッドフリー)	34
フォーカス調整	50
フォローアップが大切	11
フォローアップモード	133
蓋	193
踏み台	40
フルオレセイン蛍光眼底造影(検査)(FA)	60, 86, 92
──の各時相	63
──の眼底カメラの基本的撮影手順	62
──の眼底カメラの撮影間隔	62
フルオレセインとインドシアニングリーンの違い	111
プロジェクションアーチファクト	125

-へ・ほ-

ヘッドバンドの装着……………………… 87
房水の滲み出し…………………………… 216
傍乳頭網脈絡萎縮(PPA) ……………… 213
補正レンズ………………………………… 152
補正レンズ切替ノブ……………………… 166
ポリープ状脈絡膜血管症(PCV) ………… 52, 204
本体の高さ調節…………………………… 40

-ま・み・む・め-

マネージメント…………………………… 156
　肢体不自由者の――…………………… 157
　小児の――……………………………… 156
脈絡膜腫瘍………………………………… 109
脈絡膜毛細血管(板)……………………… 22, 124
無灌流域…………………………………… 179, 185
無散瞳……………………………………… 34
メインミラーのクリーニング…………… 106

-も-

毛細血管瘤………………………………… 178, 185
網膜外層…………………………………… 124
網膜血管由来の新生血管………………… 207
網膜色素変性……………………………… 52
網膜硝子体界面疾患……………………… 190
網膜静脈分枝閉塞(症)…………………… 68, 102
網膜静脈閉塞症…………………………… 176
網膜神経節細胞(RGC)…………………… 213
網膜神経節細胞複合体…………………… 131
網膜新生血管……………………………… 179, 188
網膜中心静脈閉塞(症)…………………… 70, 102
網膜動脈分枝閉塞症……………………… 67
網膜動脈閉塞症…………………………… 176
網膜内層萎縮……………………………… 180
網膜内層の高反射………………………… 182
網膜の層構造と血管……………………… 22
網膜白濁…………………………………… 183
網膜剥離…………………………………… 208

-ら・り・れ・ろ・わ-

ライン撮影………………………………… 118
緑内障……………………………………… 130, 212
レクチルに注目…………………………… 166
裂孔原性網膜剥離(RRD)………………… 208
レッドフリー……………………………… 34
レンズの汚れ……………………………… 172
濾過胞表面の小嚢胞……………………… 216
ワーキングドット………………………… 151

欧文

-B-
Behçet病 …………………………………… 74
Best病 ……………………………………… 55

-C-
California ………………………………… 92
central serous retinopathy
　(CSC) ………………………… 53, 66, 194
cherry red spot………………………… 182
circumpapillary retinal nerve fiber layer
　(cpRNFL) ……………………………… 213

-D・E-
diabetic macular edema(DME) …………… 184
epiretinal membrane(ERM) ………… 190, 193

-F-
fluorescein angiography(FA) ……… 60, 86, 92
　――の各時相……………………………… 63
　――の眼底カメラ………………………… 60
Fuchs斑 …………………………………… 153
fundus autofluorescence(FAF) …………… 6
　――と撮影装置…………………………… 48
　――のOptos ……………………………… 56
　――の眼底カメラ………………………… 48
　――の眼底カメラの基本的撮影手順…… 62
　――の眼底カメラの撮影間隔…………… 62

-G-
ganglion cell analysis(GCA) …………… 214
ganglion cell complex(GCC) …………… 214
ganglion cell layer(GCL) ……………… 214

-H-
Heidelberg retina angiograph 2(HRA2) … 3, 6
　――とカメラ型の違い…………………… 48
　――による103°広角撮影 ………………… 8
　――の注意点とコツ……………………… 50
Heidelberg網膜血管造影(検査)(Heidelberg
　retina angiography；HRA)
　――のコントロールパネル………… 86, 90
　――の撮影方法…………………………… 87
Henle線維層の囊胞……………………… 193
HOYAイージースペック ………………… 145

-I-
indocyanine green angiography(IA)… 78, 107
　――の眼底カメラ………………………… 78
indocyanine green(ICG) ………………… 78
innerplexiform layer(IPL) ……………… 214

-J・M・N-
JPEGとTIFFの比較 ……………………… 37
macular hole(MH) ……………………… 193
macular microhole ……………………… 193
nerve fiber layer(NFL) ………………… 214
nerve fiber layer defect(NFLD) ………… 213

-O-
OCTアンジオグラフィー
　(optical coherence tomography
　angiography；OCTA) ……………… 3, 9, 124
oozing …………………………………… 216
operculum ……………………………… 193
optical coherence tomography
　(OCT) ………………… 3, 112, 130, 168, 172
　――スキャン…………………………… 177
　――マップ……………………………… 177
Optos ……………………… 3, 4, 38, 56, 92
　――とパノラマOCTのハイブリッド撮影 … 171
　――の患者準備…………………………… 38
　――の患者情報入力……………………… 38
　――の検査前説明………………………… 38
　――のバーチャルポイントの理解……… 38

-P-
peripapillary atrophy area(PPA) ……… 213
point leak………………………………… 216
polypoidal choroidal vasculopathy
　(PCV) ………………………… 7, 52, 204
　――のIA画像 ……………………………… 7
pre-proliferative diabetic
　retinopathy(prePDR) ………… 72, 184, 186

proliferative diabetic retinopathy
　(PDR) ……………… 72, 170, 184, 188

-R-

RAP lesion ……………………………… 207
retinal ganglion cell(RGC) ………………… 213
rhegmatogenous retinal detachment
　(RRD) ……………………………………… 208

-S-

scanning laser ophthalmoscope(SLO) …… 3
sinple diabetic retinopathy(SDR) …… 71, 184
Stargardt病 ……………………………………… 55

-V・W-

Vogt-小柳-原田病 ……………………………… 73
Weiss ring ……………………………………… 151

うまい眼底画像を撮るためのテクニック

2017年4月1日　第1版第1刷発行

- ■編　集　飯田知弘　いいだともひろ
　　　　　　石龍鉄樹　せきりゅうてつじゅ
　　　　　　後藤禎久　ごとうよしひさ

- ■発行者　鳥羽清治

- ■発行所　株式会社メジカルビュー社
　　　　　　〒162-0845　東京都新宿区市谷本村町2-30
　　　　　　電話　03 (5228) 2050 (代表)
　　　　　　ホームページ　http://www.medicalview.co.jp/

　　　　　　営業部　FAX 03 (5228) 2059
　　　　　　　　　　E-mail　eigyo@medicalview.co.jp

　　　　　　編集部　FAX 03 (5228) 2062
　　　　　　　　　　E-mail　ed@medicalview.co.jp

- ■印刷所　株式会社 加藤文明社

ISBN978-4-7583-1629-3　C3047

©MEDICAL VIEW, 2017. Printed in Japan

- ・本書に掲載された著作物の複写・複製・転載・翻訳・データベースへの取り込みおよび送信（送信可能化権を含む）・上映・譲渡に関する許諾権は，(株)メジカルビュー社が保有しています．
- ・JCOPY〈出版者著作権管理機構 委託出版物〉
本書の無断複製は著作権法上での例外を除き禁じられています．複製される場合は，そのつど事前に，出版者著作権管理機構（電話 03-3513-6969, FAX 03-3513-6979, e-mail：info@jcopy.or.jp）の許諾を得てください．

- ・本書をコピー，スキャン，デジタルデータ化するなどの複製を無許諾で行う行為は，著作権法上での限られた例外（「私的使用のための複製」など）を除き禁じられています．大学，病院，企業などにおいて，研究活動，診察を含み業務上使用する目的で上記の行為を行うことは私的使用には該当せず違法です．また私的使用のためであっても，代行業者等の第三者に依頼して上記の行為を行うことは違法となります．